ENSEIGNEMENT POPULAIRE DE LA MÉDECINE NATURELLE

ET DU TRAITEMENT SOUVERAIN PAR LES PLANTES.

LA SANTÉ

ET

LA LOI UNIVERSELLE DE GUÉRISON

PAR HUREAUX

QUATRIÈME ÉDITION.

PARIS

GERMER-BAILLIÈRE, libraire-éditeur

17, rue de l'École de Médecine

ET AU BUREAU DES PUBLICATIONS DE L'AUTEUR

10, Rue des Martyrs, 10.

1864

LA SANTÉ

ET

LA LOI UNIVERSELLE DE GUÉRISON.

PARIS. — IMPRIMERIE CENTRALE DE NAPOLÉON CHAIX ET Ce, RUE BERGÈRE, 20

A TOUT LE MONDE.

LA SANTÉ

ET

LA LOI UNIVERSELLE DE GUÉRISON

PAR HUREAUX.

Heureux ceux qui reconnaîtront la vérité! Ils seront délivrés des maladies qui affligent l'humanité.

QUATRIÈME ÉDITION.

PARIS
EN VENTE CHEZ L'AUTEUR
10, Rue des Martyrs, 10
ET CHEZ LES PRINCIPAUX LIBRAIRES.
1864

A TOUT LE MONDE.

LA SANTÉ

PAR HUREAUX.

Ce livre enseigne à tous ceux qui ont des yeux pour voir et des oreilles pour entendre, l'art, si incertain jusqu'ici, de se guérir soi-même et de prévenir les maladies par un mode d'hygiène spéciale, au moyen des *plantes*, à la portée de toutes les familles.

La médecine n'est plus un hiéroglyphe; elle nous est enseignée par la nature. La guérison des maladies n'est donc plus une conjecture; elle se résume en une loi simple et positive. La mission de l'homme ici-bas consiste à se rendre de plus en plus maître du mal et à le terrasser. La lecture de ce livre prouve que la conquête est facile en ce qui concerne le mal physique.

AVERTISSEMENT

DE LA QUATRIÈME ÉDITION.

Je fais de constants efforts pour rendre ce livre de plus en plus digne du bon accueil que lui fait le public intelligent, ami du progrès réel.

La crainte permanente de manquer trop complétement des qualités nécessaires pour coopérer à la grande entreprise de la régénération médicale, m'a fait redoubler d'efforts dans mes recherches. Je dois aujourd'hui à ces efforts un événement heureux.

J'ai donc le bonheur d'apprendre à mes lecteurs qu'après le succès des deux premières éditions, celle-ci leur apporte la preuve éclatante et le complément de la doctrine médicale naturelle. Il ne s'agit de rien moins que de la découverte de la *Loi universelle de guérison.* Cette loi, j'ai la conviction profonde de l'avoir trouvée, et je soumettrai à l'examen de mes lecteurs les raisons qui la motivent. Mon unique but est que la lumière se fasse aussi complétement que possible dans l'intérêt de l'humanité souffrante.

Cette lumière nouvelle, que je regarde comme la loi immuable de la nature médicatrice, confirme, complète et éclaire d'un nouveau jour la doctrine professée dans cet ouvrage; enfin elle vient en réglementer les applications souveraines avec la rectitude de données mathématiques. Par la connaissance de cette loi claire et simple, l'art de rétablir la santé devient aussi positif que celui de l'entretenir par l'hygiène et l'alimentation.

La découverte, d'ailleurs bien simple et à la portée de tout le monde, de la *Loi de guérison,* m'a permis de simplifier encore le traitement naturel, et de soumettre la direction de sa marche à des règles précises.

La pratique et l'observation des faits nous apprennent qu'un médicament ne possède jamais par lui-même une vertu curative quelconque.

Les agents toxiques de la vieille École, qualifiés de remèdes héroïques par elle, peuvent bien *tuer* le principe morbide, qui est vivant comme tout être malfaisant, et le tuer par une sorte d'empoisonnement, ce qui les expose trop souvent à tuer aussi ou à empoisonner le malade, mais ils ne *guérissent jamais*.

Le véritable remède est essentiellement bienfaisant ou inoffensif, sans pouvoir délétère ou toxique; il est incapable de guérir *par lui-même* et *sans le concours actif du principe vital*. Il vient au secours de l'être souffrant, mais il est incapable de l'offenser jamais. Il se borne à apporter, d'une part, des forces vivifiantes et assimilatrices pour aider la nature à réagir contre le mal et à le terrasser par la lutte; et, d'autre part, des forces expulsives ou éliminatrices.

Les remèdes remplissent un rôle tellement secondaire dans le travail curatif, qu'ils sont toujours impuissants quand la nature ne peut pas *réagir*.

Une bonne réaction, c'est la guérison.

Une réaction trop faible, c'est la maladie chronique.

Pas de réaction, c'est la mort.

La réaction, c'est le pivot du travail curatif naturel.

La réaction nous conduit à la loi de guérison.

La loi de guérison est étrangère à toute hypothèse; elle résulte d'une observation minutieuse des faits dont elle devient la synthèse.

Dans notre conviction, la nature seule a le pouvoir de guérir; à elle seule est dévolu le privilége d'accomplir l'acte de la guérison. Nous devons rester ses auxiliaires et agir selon ses voies. Si nos moyens lui sont opposés, nous commettons plus qu'une faute, c'est un crime de lèse nature, car nous allons contre les lois éternelles et sacrées de la création et de la conservation de l'être.

Dans toutes les maladies abandonnées à la nature et guéries par elle, que se passe-t-il? A peine notre corps éprouve-t-il une atteinte de la maladie, que soudain la douleur ou l'irritation jettent le cri d'alarme, les forces vitales se dressent, se concentrent ou se dispersent pour combattre l'ennemi sur tous les points où il se trouve. De là, tumulte, inflammation, fièvre plus ou moins intenses en raison de la violence de l'attaque et de la défense : c'est la réaction ou période inflammatoire.

Arrivée à son apogée, la réaction décline bientôt. Le principe assaillant de la maladie est en déroute. Un apaisement a lieu. La vie victorieuse se met en devoir de débarrasser l'organisme du matériel délétère de l'ennemi vaincu. Les fonctions des émonctoires, suspendues pendant la fièvre, reprennent leur activité avec redoublement. Sueurs, urines, expectorations, selles, suppurations, résolutions, tout concourt à d'abondantes éliminations : c'est la période de pacification.

Ainsi, l'œuvre curative de la nature nous offre toujours deux phases bien distinctes : la période de réaction ou inflammatoire, et la période d'apaisement ou de sédation éliminative. Nous montrerons plus tard, dans ces deux périodes si différentes et concourant toutes deux à l'œuvre commune de la guérison, le fonctionnement des deux principes inconciliables jusqu'à ce jour : celui de la doctrine homœopathique : *Similia similibus curantur*, et celui de l'ancienne médecine : *Contraria contrariis curantur !* Nous consommerons ainsi, malgré elles probablement, l'alliance de l'homœopathie et de l'allopathie, la loi naturelle de guérison résultant des deux principes de *similitude* et de *dissimilitude*.

La nature n'atteint pas son but quand elle ne peut accomplir convenablement l'une des deux périodes qui composent son œuvre de salut.

Nous avons dit plus haut ce qui en résulte quand la première, la réaction, manque ou qu'elle est insuffisante.

Si la seconde manque ou est insuffisante aussi, elle entraîne aux mêmes conséquences : la mort ou la maladie chronique.

Ainsi quand une maladie ne s'est pas guérie naturellement, c'est que les conditions de la guérison, réaction et pacification, n'ont pas été remplies.

Pour arriver à la guérison de toutes maladies, nous devons donc, *à priori*, chercher à accomplir normalement ou artificiellement la période de réaction et la période de pacification, qui sont les deux principes essentiels de la loi de guérison.

Tout traitement doit par conséquent offrir la réunion des deux périodes de réaction et de pacification.

Je viens d'exposer la raison du traitement naturel, qui se compose de périodes dépuratives assimilatrices, correspondant à la période inflammatoire ou réaction, et de périodes éliminatives correspondant à la période de pacification.

Nous venons de donner rapidement une idée sommaire de la loi de guérison; on comprend l'importance pratique de cette loi, puisqu'elle détermine les règles précises de la guérison.

La médecine de la nature, interprétée sans esprit de système, se borne à attaquer un seul état morbide, sous quelque forme qu'il se présente, et à l'attaquer avec un seul et même traitement naturel, à l'exclusion de tous remèdes toxiques.

Les faits journaliers nous prouvent que toutes les maladies disparaissent par l'application intelligente du traitement naturel. Il ne faut excepter que quelques rares lésions invétérées qui résistent et qui sont causées par une diathèse ou constitution dégénérée.

Les maladies qui affectent des formes et des caractères déterminés, qui finissent par envahir la constitution entière et la réduisent à ces états particuliers connus sous les noms de diathèses syphilitique, psorique, scrofuleuse, goutteuse, tuberculeuse, cancéreuse, ces maladies finissent toujours par céder complétement au traitement naturel. Quand il se présente le cas exceptionnel d'une résistance occasionnée par des lésions citées plus haut, nous en triomphons invariablement par le traitement naturel antidiathésique, à moins que la guérison ne soit devenue matériellement impossible par des lésions organiques graves.

Pour le plan du livre, nous renvoyons nos lecteurs à la table des matières.

Je termine l'avertissement de cette troisième édition par un avis adressé aux médecins, et en particulier à ceux qui se sont montrés mes adversaires.

Il y a quatre ans que des associations médicales, désespérant de réfuter mes doctrines, m'intentèrent un procès imprudent en dommages-intértês.

On sait que ma défense contre la vieille médecine n'a pas été du goût de mes agresseurs, ni de celui du corps médical solidairement engagé.

A leur grand désespoir, mon plaidoyer contre cette querelle, je ne dirai pas d'Allemand, mais de médecins, a été publié sous le titre : le COMMENCEMENT *de la vérité aux médecins*, dans cinq éditions successives de plusieurs de mes opuscules qui ont paru depuis cette époque.

Pour la première fois, je n'ai pas fait réimprimer ce plaidoyer dans la présente édition.

Je renonce spontanément à cette arme de bonne et légitime défense, par considération pour un grand nombre de médecins respectables qui acceptent enfin franchement la vérité.

Ces voies pacifiques sont essentiellement conformes à mon caractère; je n'en sortirais que devant une nouvelle agression, mais avec mes armes plus fortement retrempées.

Quand on a le bonheur de posséder enfin la vérité qui apporte le moyen certain de prévenir et de guérir toutes les maladies, on ne doit pas la garder pour soi seulement, et il faut avoir le courage de la défendre.

Mon but est donc de faire triompher la vérité en médecine, comme en un autre temps, j'ai pratiqué et vulgarisé d'utiles réformes économiques en pharmacie, réformes généralement adoptées malgré des luttes inouïes.

Ceux qui me liront sans prévention et qui me suivront sur le terre à terre de la pratique verront bien que la maladie peut être constamment prévenue, et que lorsqu'elle n'a pu l'être, elle peut toujours être guérie si on ne lui laisse pas le temps de léser ou de détruire les organes.

Mais ceux qui voudront retarder l'avénement de la santé universelle, devant résulter de la vraie médecine de la nature, seront vaincus tôt ou tard par la supériorité de la cause que nous défendons.

C'est avec bonheur et avec la passion du bien que je suis entré dans la nouvelle carrière qui s'est ouverte devant moi.

L'impulsion partie de la conviction et du cœur pouvait seule me faire affronter de nouveau les fatigues et les dangers de la guerre contre des abus puissants.

La corporation médicale défigure la vérité en voulant faire croire au public qu'il est incapable de connaître la médecine; elle nourrit ses préjugés en lui persuadant qu'il ne pourra jamais se guérir; elle exploite sa timidité en le menaçant de mille maux imaginaires.

Pauvre humanité! réveille-toi enfin, sors de ton sommeil, quitte les ténèbres d'une nuit douloureuse! Regarde, et tu reconnaîtras la véritable cause de tes maladies, et tu verras le monstre qui t'enlace de toutes parts, et tu jetteras un long cri d'horreur! Mais ne t'effraye pas; combats dans le calme avec le glaive de l'instruction et de la lumière, et tu vaincras, et ton ennemi se sentant reconnu s'enfuira, comme fuient les animaux malfaisants aux approches du jour!

Et vous, hommes de progrès et d'avant-garde qui êtes déjà réveillés et qui avez reconnu l'ennemi commun, ouvrez les yeux de vos frères qui dorment encore!

Tous ensemble, combattons pour délivrer du mal ceux qui souffrent! La solidarité de la vie universelle nous le commande.

PRÉFACE

DE LA PREMIÈRE ÉDITION.

J'avoue que j'éprouve quelque embarras devant cette publication. Il m'en coûte d'avoir à dire que des corporations d'hommes érudits et célèbres ont élevé le piédestal de leur érudition et de leur célébrité sur le sable de l'erreur.

Les princes de la médecine classique étaient de bonne foi, c'est ma conviction profonde : il faut les remercier de leurs efforts et de leur génie; mais la voix de la vérité et du bien public me commande de prouver, par la raison et le bon sens, que ces efforts portent à faux, et qu'au lieu d'atteindre le but véritable, qui est de guérir, ils s'en éloignent chaque jour davantage.

Je n'ai rien à dire ici de la chirurgie, qui demeurera dans toute l'intégrité des faits manuels habilement accomplis.

Mais, de la médecine des écoles, on peut admirer sans doute les savants professeurs, les profonds anatomistes, les grands physiologistes, les pathologistes remplis de méthode, les praticiens au regard pénétrant, consommés dans l'art du diagnostic; on peut même étaler à notre surprise de véritables tours de force et des faits héroïques, accomplis par des hommes éminents, dans toutes les branches de la science classique. Malheureusement cette science est un dédale sans issue, interrompant la circulation sur le droit chemin de la guérison, et dans ce dédale viennent s'égarer les plus belles intelligences, s'étouffer de généreuses aspirations et s'étioler la foi dans l'art de guérir.

Que l'on vante tant qu'on voudra l'éclat des lumières classiques. N'est-ce pas briller d'une auréole bien pâle, dans l'art sacré de guérir, que de se retrancher prudemment derrière une *médecine expectante;* c'est-à-dire, l'homme de l'art étant appelé, de regarder venir le mal, de se croiser les bras devant la maladie imminente pour lui donner le temps d'éclore, comme s'il n'était pas toujours possible de l'expulser victorieusement dans son germe, et d'en prévenir si facilement tous les désastres!

Cette hésitation homicide, c'est le doute de celui qui a perdu le droit chemin.

Je sais bien qu'on ne me pardonnera jamais le courage de ne pas me taire. Mon parti en est pris à l'avance. Ne suis-je pas un peu aguerri aux persécutions?

J'entends m'objecter que je ne suis pas médecin. C'est précisément parce que je ne suis pas médecin de la Faculté, mais bien de la Nature, que, non aveuglé par les faux systèmes, j'ai pu mieux voir et mieux puiser dans l'intimité de la nature elle-même; car, si j'avais été élevé avec le lait de l'erreur classique, j'aurais le tempérament de l'erreur et je verrais avec les yeux de l'erreur. C'est pour cela que j'ai pu faire quelques excursions dans le labyrinthe de l'édifice médical, et que j'ai pu en sortir préservé de la cécité contagieuse, pour reprendre librement le chemin, si facile à tenir, de l'art *naturel* de guérir.

La route étant facile, mes bagages ne sont pas lourds.

Ce livre est petit; cependant il brisera, je l'espère, le sceptre de la médecine meurtrière.

Et puis, je n'ai pas tout dit : les adversaires intéressés qui m'attendent me forceront sans doute à en dire davantage. Mais cet opuscule, ébauche d'un travail plus complet, vient déjà lever un coin du voile lugubre qui cache, depuis une trop longue suite de siècles, à la malheureuse humanité, la cause véritable de la maladie et les moyens assurés de la bannir sans retour.

Tout le secret est dans la lumière du sens commun, non effacée par la culture des sciences de convention. A l'inverse de l'enseignement classique, la raison, libre, dégagée des entraves de traditions dénaturées, n'a pas d'autre chaire d'enseignement que le simple bon sens. L'erreur dogmatique des écoles s'impose à l'ignorance puérile, et commande une foi aveugle qui n'est plus de notre temps ; mais la vérité s'adresse au plus simple bon sens, et demande à l'intelligence de l'homme une conviction éclairée.

HUREAUX.

Vallée de Pontvoisin.

INTRODUCTION

A LA MÉDECINE NATURELLE

> Heureux ceux qui reconnaîtront la vérité
> Ils seront délivrés des maladies.

Nous avons à faire connaître la source intarissable de la santé enfin retrouvée, où chacun peut venir puiser. C'est de l'enseignement trop longtemps dédaigné des instincts de notre conservation que jaillissent à flots les moyens simples et naturels de délivrer l'humanité de la maladie.

Ces moyens nous donnent enfin la solution du grand problème de la médecine. Ils nous livrent le secret de guérir et de prévenir toutes nos maladies avec certitude.

L'événement, pour être accepté, ne demande ni croyance ni foi aveugles. Il s'adresse aux yeux, au bon sens de tout le monde, à la raison éclairée. Sans être docteur, on peut vérifier la solution du problème. La véritable médecine est la plus simple et la plus naturelle des choses. Elle existe toute faite dans la nature vivante ; mais la science erronée des écoles, perdant de vue l'*art de guérir*, son objet principal, pour des recherches plus brillantes, et s'écartant du but, a défiguré la médecine naturelle et l'a rendue méconnaissable au point de ne pouvoir elle-même la reconnaître dans sa modeste physionomie.

Pour nous, au contraire, qui subordonnons la science étroite des écoles à l'enseignement plus large de la nature, la médecine nous apparaît dans toute sa simplicité et dans son unité.

Les fonctions organiques de la vie nous démontrent clairement que les innombrables maladies qui assiégent le corps de l'homme sont primitivement autant de manifestations d'une *seule maladie*, quels qu'en soient les caractères, le siége et les appellations scientifiques.

L'art de guérir se trouve ramené à un tel état de simplicité, que son point de départ est l'*unité de maladie*, comme aussi l'*unité de cause*, et qu'il arrive à l'*unité de traitement*.

Cette triple unité forme le pivot de la vérité médicale, qui rend aussi simple que certain l'art de se guérir soi-même et de se préserver des maladies.

Ces principes étant posés, avec la nature pour maître, le bon sens pour guide, la science classique pour auxiliaire, et pour champ d'observations, la pratique, sans précédent peut-être, de cent cinquante mille ordonnances émanées des principaux médecins de Paris, exécutées autrefois par nous comme pharmacien, pendant vingt ans ; enfin et surtout les guérisons constantes obtenues par un emploi méthodique des plantes, confirmant ces principes, le temps décidera si nous avons retrouvé, comme c'est notre profonde conviction, les moyens d'atteindre le grand but complexe et consolant qui a pour effet :

De tarir la source de toutes les maladies ;

De guérir et non de pallier celles qui existent, même les plus rebelles à la médecine ordinaire, hormis les lésions profondes des organes, et une constitution altérée dans tous les éléments de l'organisme ;

De préparer les mères à enfanter sans danger et avec moins de douleurs ;

D'assurer de beaux et vigoureux enfants ;

De les amener à la puberté sans avoir connu la maladie ;

De faire circuler dans l'âge mûr la séve vive de la jeunesse ;

De préparer une vieillesse exempte d'infirmités ;

Enfin, de rendre à la durée de la vie ses limites naturelles.

La médecine régénérée vient rendre à la vie et à la nature leurs droits violés par les docteurs de la science.

Les moyens d'obtenir ces résultats heureux et inespérés sont : 1° l'élimination de tous les principes de la maladie par les sécrétions naturelles, par l'exhalation et par les évacuations bien entendues des humeurs nuisibles ; 2° la conservation et la dépuration intelligente du sang ; 3° une alimentation réconfortable et des principes riches de vie. Ces moyens se résument à *soustraire du corps ce qui est mauvais, à conserver et renforcer ce qui est bon ;* en d'autres termes, ils constituent une **HYGIÈNE ÉLIMINATIVE** et **ASSIMILATIVE**, qui est toute la *médecine naturelle.*

Ces vérités fondamentales sont démontrées dans cet opuscule, et leurs premières applications sont authentiques par le procès de l'association des médecins de Seine-et-Marne. Ce procès m'a été intenté pour avoir guéri plus de sept cents malades en quelques mois, d'après le témoignage même de ces médecins en pleine audience, demandant des dommages-intérêts pour m'être permis de guérir leurs malades sans être médecin de leur Faculté.

Mais, qu'est-ce qu'un médecin de Faculté ? Il faut bien s'entendre sur la valeur de ce titre et de ses droits. Celui-là est-il médecin parce qu'il se livre à des études d'histoire naturelle, de minéralogie, de botanique, de zoologie, de chimie, de physique, d'anatomie, de physiologie, de pathologie, de toxicologie, de médecine légale, de philosophie, etc. ? C'est simplement un savant, un légiste, un docteur, si vous voulez, et non un médecin. Le médecin, c'est celui qui guérit. L'expérience a trop prouvé que toutes les sciences qui ont tenté de supprimer l'enseignement et l'instinct de la nature, n'ont pu atteindre le but de l'art de guérir, et l'ont même perdu de vue. C'est donc bien indûment que les docteurs de la science prétendent exercer un droit et un monopole sur les pauvres malades comme s'ils étaient *leur propriété.*

En effet, avec la vraie médecine naturelle, qui n'est que de la simple hygiène, plus de savoir académique, plus de saignées, plus de diète forcée, plus de poisons pour remèdes, plus de science conjecturale, plus d'erreurs, ni d'obscurités ni de mystères. Partout la lumière naturelle et l'évidence ! Partout le seul jugement du bon sens ! Pour tous, la santé et la maladie connues dans leur essence même. Pour tous, le mal enfin vaincu devant la certitude de guérison.

Nous devons rappeler, en passant, que la médecine naturelle primitive n'admet pas, comme la médecine factice des docteurs, des poisons (mercure, arsenic, vert-de-gris, opium, ciguë, etc.) dans la composition de ses remèdes ; mais exclusivement des plantes innocentes dont la Providence a doté toutes les régions du globe.

Tout le monde peut aborder avec fruit la lecture de *la Médecine naturelle*. Ce n'est pas un système abstrait qui s'adresse à l'érudition des savants, mais une vérité simple portant avec elle le consentement de la saine raison. Au fond, c'est la synthèse générale des faits observés, des expérimentations analytiques et des sciences spéciales formant un faisceau lumineux pour nous démontrer les voies et moyens curatifs de la nature. Les sciences naturelle et physique, anatomique et physiologique, pathologique et thérapeutique, etc., justement rendues à leur rôle secondaire dans l'art de guérir, apportent chacune à ce faisceau le rayon de leur lumière spéciale, dégagée du bagage rebutant des mots techniques. Remises à leur place, ces sciences, par leur union harmonique, font jaillir la vérité palpable, comme toutes les couleurs et nuances arrivées à la fusion parfaite produisent la lumière blanche.

La médecine conjecturale des écoles se montre, des hauteurs de l'enseignement classique, inaccessible à l'intelligence du vulgaire, qui doit l'accepter ou la subir sans la comprendre. La médecine positive de la nature est acquise à tous. On en trouve l'enseignement dans l'instinct de sa conservation, dans les moyens naturels. On la retrouve dans les habitudes spontanées de la vie et dans la langue des hommes simples.

Quel est le lecteur impartial de *la Médecine naturelle* ou *Hygiène éliminative* à qui n'échappent pas ces mots : « C'est vrai ! c'est la vérité ! » C'est que l'homme est naturellement le médecin de lui-même, et qu'il se reconnaît enfin docteur de la vraie médecine, de par la nature.

La médecine régénérée de la nature n'a donc rien de commun avec la langue inintelligible de la vieille école. Chacun la comprend avec une facilité inattendue.

Qu'on ne vienne plus nous dire que les hommes étrangers aux sciences spéciales n'ont rien à voir aux choses de la médecine : de la fausse médecine, soit ; mais la véritable médecine s'adresse à l'intelligence de tous, elle se place à la portée de tous, comme toute vérité simple et naturelle. De plus, elle s'appuie sur les faits. Elle offre à tous la preuve du philosophe qui se mit à marcher pour prouver le mouvement : pour prouver qu'elle est vraie, la médecine naturelle guérit.

La maladie et la santé, demeurées des mystères impénétrables aux recherches systématiques, sont connues aujourd'hui dans leur essence même. La médecine, rendue à l'enseignement de la nature, cesse d'être un chaos : elle devient une notion simple et positive ; elle retrouve et rend à chacun le savoir instinctif du bon sens médical ; elle soulève le voile sur le mystère de la maladie ; elle ne laisse plus de conjectures à la guérison. —

Ces grandes et simples vérités, qu'on ne peut plus garder pour soi dès qu'on les possède, trouvent leur démonstration dans le bon sens dégagé des préjugés de la science, et leur preuve dans l'accomplissement des faits. La multiplication de ces faits consolateurs par l'initiative de la famille, voilà surtout notre but.

Devenu le médecin de soi-même par l'instruction la plus élémentaire, chacun peut désormais prévenir infailliblement la maladie ou constamment se guérir avec certitude, dès qu'il ne laisse pas au mal le temps de détruire ou de léser les organes.

La médecine de la nature est comprise en germe dans l'instinct de notre conservation; on développe ce germe par la lumière de l'instruction. Cette instruction se trouve être facile et attrayante dans cet opuscule. Un enfant en comprend la lecture; une mère peut le confier à sa fille. Ce petit livre, qui devrait entrer dans l'éducation domestique, n'est encore qu'un premier jet d'une profonde conviction et d'une grande vérité; mais nous le perfectionnerons en le complétant et en tâchant de lui donner de plus en plus le cachet de l'utilité pratique.

Quoi de plus utile et de plus intéressant que d'apprendre à se connaître dans la vie intelligente et harmonique de notre être, dans l'économie vivante de notre corps, premier instrument de bonheur, de ce corps pour lequel notre négligence trop commune est un crime de lèse nature, trop souvent payé par une existence de souffrances physiques. Ces souffrances sont les convulsions de son harmonie rompue, préjudiciables aussi au bonheur de ceux qui nous entourent ou de ceux à qui nous pouvions être utiles.

Mais dès que nous connaissons l'harmonie admirable et infinie du corps humain, œuvre divine dont la garde est confiée à notre responsabilité, nous voulons religieusement la conserver, et, autant par affection que par devoir, nous ne permettons plus qu'elle puisse être atteinte par la maladie.

L'instruction, qui nous porte à la connaissance de nous-mêmes, nous conduit aussi au bonheur par l'accomplissement d'un devoir envers Dieu, envers nous et envers la société. La médecine naturelle admise dans l'instruction élémentaire serait donc d'intérêt moral, privé et public.

Or, avec de simples notions élémentaires, les moyens pratiques de rétablir la santé ou de la préserver de la maladie sont aussi naturels et aussi faciles que ceux d'entretenir la vie avec les aliments ; ces moyens sont les dépuratifs éliminateurs et vivifiants puisés dans la vertu souveraine des plantes, aidés d'une alimentation réconfortante. L'incomparable utilité de ces innocentes plantes ne peut manquer de les rendre familières à tous, et nous réglerons nous-mêmes l'opportunité de leur emploi avec la même sûreté que l'appétit met à nous commander nos repas. Il y a longtemps que cette heureuse innovation existerait par tradition dans toutes les familles, et qu'il n'y aurait plus de maladie, si les médecins ne s'étaient jamais faits docteurs.

Nous concluons que l'étude de ce petit livre tarira la source de bien des douleurs et préviendra bien des larmes, si l'on veut bien se donner la peine de profiter de ses enseignements.

PREMIÈRE PARTIE.

DOCTRINE

DE LA MÉDECINE NATURELLE.

I

SOMMAIRE.

Étude de la nature. — Ses enseignements. — Synthèse de la vie. — Anatomie du corps vivant. — Actes de la vie organique. — Principaux organes et grands appareils de la vie. — Digestion. — Circulation, respiration.—Mystères de la nutrition dévoilés.— Causes des maladies dans le trouble des fonctions assimilatrices et éliminatrices. — Origine du mal. — La santé et la maladie connues dans leur essence même. — Principes de la méthode curative naturelle.

1. Le sentiment public, toujours juste, toujours sensible aux sollicitations intuitives de la nature et du vrai bon sens, n'a jamais cessé d'espérer, malgré des déceptions séculaires, de voir enfin l'art de guérir arriver à la *certitude* et à la simplicité d'une vérité réelle, naturellement à la portée de tout le monde.

Malgré les dénégations de la science classique actuelle, ou peut-être même à cause des résultats négatifs et toujours décevants de cette science, le monde, rendu à ses propres aspirations, ne s'est jamais si vivement senti dans l'attente d'un événement médical.

2. Cette attente générale est fondée. L'invincible instinct de conservation nous affranchissant des préjugés et des erreurs grossières de la science conventionnelle des écoles, a fait résoudre le problème loin de ses enseignements officiels.

3. Pour ma part, averti par la pratique des hommes qui ont, à leur insu, préparé la solution du problème si longtemps attendue; fort de ma propre expérience, je n'ai pris conseil que de la situation, et je me suis isolé du bruit extérieur, afin de prêter une oreille plus attentive à la voix de la nature. J'ai formulé et je vais exposer ici ce que j'ai entendu et compris. Toutes les personnes qui me liront avec le désir sincère de chercher la vérité reconnaîtront la même voix du simple bon sens, qui leur parle souvent à elles-mêmes. Quand on veut bien reconnaître qu'on ne sait rien comparativement à ce qu'on ignore encore, il se fait soudain en vous une lumière que voilait l'orgueil de la science, et cette lumière, qui éclaire tout homme venant en ce monde, vous fait découvrir la vérité. C'est avec cette lumière de tout le monde que j'ai entrepris ma tâche.

4. Depuis plus de trois mille ans, les praticiens ont tour à tour admis ou rejeté, au gré de leur opinion, les principes épars d'une médication dépurative. Ces principes, mal définis et encore incertains de la dépuration des humeurs, étaient l'ébauche de la *médecine naturelle* ou *hygiène éliminative*, aujourd'hui élaborée par le travail des siècles, et arrivant enfin à la maturité par l'union et l'harmonie de ses éléments. C'est la médecine naturelle, en effet, qui sera définitivemen acceptée par la raison éclairée comme base ae certitude de l'art de guérir.

5. La formule que j'en donne résulte d'une application simplement rationnelle des connaissances acquises et d'un emploi non moins rationnel des *plantes éliminatives* et *assimilatives*, le tout dégagé des matériaux encombrants de l'inutilité et des complications de la vanité et de l'erreur. Pendant vingt ans, j'ai puisé à cet effet aux sources communes de l'observation, de la saine raison et d'une pratique extrêmement active, agrandies par les horizons encore inexplorés des réformes pharmaceutiques. Longtemps maître de la plus importante pharmacie de Paris, avec de nombreuses succursales, j'ai vu de près les petits et les grands médecins, les empiriques et les théoriciens; je les ai suivis dans leur pratique; j'ai comparé les enseignements des écoles

à ceux de la nature; j'ai pesé les égarements de la science et ceux de la routine; plus de cent cinquante mille ordonnances ont été exécutées sous ma direction; en un mot, la science, l'art et la nature pris sur le fait, voilà les guides qui m'ont conduit à formuler **LA MÉDECINE NATURELLE** ou **HYGIÈNE SPÉCIALE DES FONCTIONS DE DIGESTION ET DE NUTRITION.**

6. A un point de vue plus élevé, au point de vue de l'unité et de l'enchaînement des sciences positives, il serait trop long de remonter ici à la grande doctrine unitaire d'où découle la véritable médecine et la vraie solution des problèmes de la santé et de la maladie.

7. Qu'il me soit seulement permis de donner rapidement quelques considérations qui nous rapprochent davantage de son utilité pratique.

8. Nous allons brièvement passer en revue les principaux organes dont se compose le mécanisme de la vie, et jeter un coup d'œil rapide sur la formation et les fonctions de ces mêmes organes. Nous examinerons ensuite les causes capables de troubler l'harmonie de ces admirables fonctions. Les moyens simples, mis en usage ou réclamés par la nature pour rétablir l'équilibre rompu, viendront d'eux-mêmes s'offrir à nous, et nous les mettrons en œuvre pour rétablir la santé ou pour prévenir la maladie.

9. Nous verrons le sang, cette liqueur animée,

unique pourvoyeur des fonctions vitales, former de sa seule substance toutes les parties solides, molles et liquides du corps humain, être le point d'arrivée et le point de départ de l'alimentation et des sécrétions des organes, donner à ces derniers tous les matériaux d'approvisionnement et d'entretien, et en reprendre toutes les parties usées; nous le verrons subir, par conséquent, la double influence des agents de la vie extérieure et de la vie intérieure ou nutritive; enfin, être le dépositaire de la santé ou de la maladie, selon que ce dispensateur universel de l'organisme accumule les riches éléments de la vie, ou perd ses principes vivifiants par le contact des humeurs viciées.

10. Nous allons donc essayer d'expliquer la médecine comme chacun doit la comprendre et la pratiquer. Nous la verrons se réduire en hygiène curative et préservative.

11. Pour atteindre plus promptement le but, nous prendrons le chemin le plus court. Quelques pages, tracées par le simple bon sens, nous feront faire, pour l'utilité pratique, plus de chemin que tous les innombrables volumes d'une érudition spéculative, et nous feront gravir des hauteurs qui nous montreront bien loin derrière nous les complications scientifiques égarées dans des détours sans issue.

12. Sans être savant, chacun a pu observer qu'une sueur rentrée, que la sécrétion des urines interrompue ou ralentie, que la constipation, sont toujours des causes prédisposantes aux maladies. Nous irons plus loin : c'est une vérité palpable que ces trois fonctions de l'élimination nutritive étant constamment remplies dans leur plénitude avec les fonctions d'assimilation, il y a complète harmonie dans la nutrition; par conséquent, santé parfaite, sang pur et riche de vie, éloignant toute prédisposition à la maladie.

12. Si donc nous nous entourons de toutes les conditions hygiéniques capables de conserver intacts l'exercice et l'harmonie de ces importantes fonctions, nous serons toujours sûrs de nous maintenir en bonne santé. Mais étant quelquefois dans l'impossibilité de ne pas manquer à ces utiles conditions hygiéniques, que pratiquons-nous pour réparer les effets fâcheux de ces omissions? Dès la première atteinte du mal, tous nos soins nous portent précisément, à notre insu, à suractiver les fonctions éliminatrices. En effet, sans consulter personne, nous nous mettons instinctivement au lit, dont la bonne chaleur ramène la transpiration; nous prenons des boissons chaudes, adoucissantes, qui font encore redoubler la transpiration, et vont surtout activer la sécrétion des urines; enfin, si nous obéissons au vœu de la nature, toujours sûrement manifesté dans l'instinct des animaux, nous nous purgerons immanquablement avec des plantes qui croissent aux environs de nos habitations rurales.

14. Ces simples observations puisées dans la pratique de la vie journalière, ces soins que nous copions dans les élans de la nature prise sur le fait, nous mettent sur la voie de la véritable cause de nos maladies et les vrais moyens de les guérir. *L'épuration par les voies d'élimination et une riche assimilation alimentaire, voilà la base de la médecine.* En effet, ce traitement naturel rudimentaire une fois éclairé des lumières de la vraie science et complété par les perfectionnements de l'art, ce traitement repris et dirigé avec intelligence et méthode, aboutit *infailliblement* à la guérison, à la seule condition qu'il n'y ait pas lésion des parties et que les sources de la vie ne soient pas trop épuisées par la vieillesse ou par de longues privations.

15. Si cette médecine simple et naturelle n'avait pas été si longtemps méconnue, le cortége des maladies qui accablent l'humanité ne pèserait pas aujourd'hui sur elle; les nombreux médicaments qui n'ont une raison d'être que par suite des égarements de la science médicale seraient sans emploi; enfin quelques remèdes éliminateurs et assimilateurs rempliraient toutes les prescriptions de la vraie médecine de la nature, de la médecine simplifiée.

16. L'enseignement de la nature vient de nous montrer l'art de guérir dans toute sa vérité et dans toute sa simplicité. Je vais essayer d'atteindre le même but par les démonstrations de la science médicale elle-même.

17. Je ferai connaître l'homme en abrégé, dans sa synthèse, dans le jeu vivant de ses organes et de son organisme, dans les influences exercées sur ses fonctions organiques, dans les causes et les effets de la maladie, puis dans l'action curative de la nature et des remèdes. Enfin je montrerai la maladie prenant, dans ses manifestations, des formes variées à l'infini, mais restant *une*, comme la vie est *une*, et réclamant toujours, comme seul traitement rationnel et infaillible, l'épuration du corps par ses voies éliminatrices naturelles, et sa réparation assimilatrice.

18. L'être humain se compose de l'âme, de l'esprit et du corps. L'AME a pour attributs les facultés morales. Son siége est dans le cerveau, d'où elle exerce son empire sur le corps par la voie des ramifications nerveuses qui se rendent dans toutes les parties. Ces ramifications innombrables partent de plusieurs troncs communs, soit du cerveau, soit de la colonne vertébrale, vraie dépendance prolongée du cerveau : elles ont reçu le nom de nerfs, et sont, comme les fils télégraphiques, chargées de transmettre les ordres de l'âme ou de lui envoyer les sensations reçues de l'extérieur par l'organe des sens. Ces troncs nerveux remplissent chacun, deux par deux et en double, l'un pour le côté droit, l'autre pour le côté gauche du corps, des fonctions spéciales émanant de l'âme. Il y a deux troncs nerveux qui se rendent aux deux yeux pour le service de la vue ; deux aux oreilles pour le service de l'ouïe ; deux aux deux jambes pour le service de la marche ; deux aux deux mains pour le service manuel, etc. Il y a aussi la matière superfine cérébrale, organisée pour le service de la mémoire, de l'ordre, du jugement et autres facultés divines de l'âme.

19. L'ESPRIT est l'agent général de l'âme : c'est le principe vital, le fluide nerveux, l'innervation, comme l'on voudra ; ou bien le mobile de la manifestation intelligente de l'action organique, la force réglementée qui donne le mouvement et la vie au corps ; ou aussi le fluide magnétique, l'électricité animale, la force nerveuse, etc. On a beaucoup discuté sur tous ces mots ; au fond, ils sont une seule et même chose, mais de valeur à divers degrés. Les rôles de ce gouvernement de l'âme, de ce mobile universel du corps, comment et par quels agents sont-ils remplis ? Grand et immense problème ! dont la magnifique et ineffable solution n'est connue que d'un trop petit nombre et ne peut trouver place dans cet opuscule.

20. La MATIÈRE est l'instrument aveugle et inerte de l'âme, instrument trop souvent de malheur, mais nécessaire à cette dernière pour se manifester dans les mondes matériels de même nature par l'intermédiaire intelligent de l'esprit. Telle est, en abrégé, la synthèse de l'homme, considéré isolément dans son étape terrestre.

21. Arrêtons-nous à l'organisation matérielle de la vie. Notre corps est un assemblage d'organes et d'appareils, tous solidaires dans leurs fonctions. Rien d'inutile, rien de superflu ; le tout concourt à la plus séduisante harmonie qu'il soit donné à l'homme d'admirer. Que d'efforts ne devons-nous pas faire pour éloigner de cette sublime harmonie le plus petit trouble, ou l'effroi de la maladie !

22. Pour pouvoir conserver cette belle harmonie du corps, qui est la santé, il faut le connaître dans son ensemble animé, et dans les détails principaux de sa structure vivante. Nous nous adresserons donc à l'anatomie du corps vivant, et non à celle du corps mort.

23. L'anatomie de la mort, en effet, comme elle a lieu sur des cadavres dans les amphithéâtres, n'est utile que pour éclairer les opérations du chirurgien, qui pratique lui-même la mort partielle dans une amputation.

24. Mais au vrai médecin qui donne la vie, il faut l'anatomie de la vie, l'anatomie des organes et appareils fonctionnant solidairement, recevant et transmettant la vie.

25. Nous ne pouvons donc logiquement étudier la vie sur les champs désolés de la mort. C'est au milieu des vivants que nous demeurerons, pour y prendre les sujets animés de nos études ; et si nous devons recourir quelquefois à des figures inanimées d'anatomie pour compléter nos démonstrations, elles ne formeront jamais que l'ombre du tableau.

26. L'homme est constitué pour vivre en relation avec ses semblables et tous les êtres qui l'environnent. Nous n'avons pas besoin du scalpel pour suffisamment connaître les organes nécessaires qu'il a reçus à cet effet, et pour pénétrer avec discernement la cause des maladies dont ces mêmes organes sont susceptibles de devenir des canaux d'introduction dans l'organisme, sous l'empire des influences extérieures. Il nous suffit, en effet, pour les connaître, de nommer les yeux, qui perçoivent la lumière; les oreilles, qui entendent les sons; le nez, qui sent les odeurs; la langue, qui goûte les aliments; les organes du tact, qui avertissent de la présence des corps.

27. Si nous ajoutons aux cinq sens, connus de tous sans les efforts de la science, les fonctions de la digestion, de la respiration, et de tous les exercices naturels du corps, non moins connus de tous, nous posséderons tous les éléments pour entendre la physiologie, et pratiquer l'hygiène avec la même sagacité que les plus profonds anatomistes. Nous n'aurons pas le même langage, il est vrai, mais nous serons plus facilement et plus promptement compris.

28. Nous arrivons à un ordre d'appareils organiques moins apparents, mais non moins intéressants pour notre sujet, parce qu'ils sont essentiels au gouvernement intérieur de la vie de nutrition. Ils doivent devenir, et ils seraient depuis longtemps familiers à tous, sans les allures trop peu accessibles d'une science impopulaire.

29. L'intérieur du corps humain renferme une série d'appareils qui sont comme l'agencement d'un immense atelier où des ouvriers invisibles travaillent la matière, l'élaborent et la rendent propre aux divers services de l'administration du corps : ici les aliments entrent en fusion dans le creuset de l'*estomac*, chauffé par le foyer incandescent du *plexus solaire;* là, les *poumons,* comme deux gigantesques soufflets, reçoivent leur impulsion pour aspirer et expirer sans repos l'air atmosphérique, source de la chaleur; ailleurs, le *cœur* fait jouer les pistons de sa puissante pompe foulante-aspirante, et donne partout l'impulsion du travail qui engendre la vie.

30. Dans ces chantiers modèles, le travail est harmonieux et solidaire, et les ouvriers ont chacun la tâche qui convient le mieux à leur aptitude. Les uns prennent la matière en fusion au creuset de l'estomac, la transforment et en fabriquent des matériaux destinés à l'entretien et au renouvellement du sang; d'autres reprennent et travaillent le sang de l'artère et en tissent nos muscles et nos ligaments; d'autres en extraient la matière propre à maçonner les os; d'autres repassent le sang moins riche de la veine, et en confectionnent les humeurs secondaires, comme la salive pour humecter la bouche, les larmes pour humidifier l'œil, les sérosités pour servir au frottement des articulations ou à des glissements mécaniques, comme l'huile au rouage d'une machine, etc.; d'autres ouvriers encore, livrés à des occupations plus modestes, toujours conformes à leur nature, exécutent le travail des éliminations sur le sang appauvri de la lymphe, pratiquent le triage de ses parties encore utilisables, et en séparent les éléments usés, les détritus pourris, qu'ils poussent sur le trajet des voiries, d'où ils sont repris par d'autres ouvriers pour les évacuer définitivement du corps.

31. Malgré tous ces travaux admirablement conduits, nous verrons ces ouvriers intelligents et infatigables, dévoués au salut du petit univers humain, avoir besoin de renfort, si nos imprudences viennent entraver l'exécution régulière de leur plan, qui a pour but infaillible l'équilibre de notre santé. Nous verrons bien surtout quels sont les renforts qu'il faut se hâter d'envoyer à ces dignes ouvriers de la vie, pour les aider à triompher des agents de la mort dans leur lutte commune, qui est pour nous l'état de maladie.

32. Tous les ateliers partiels de l'immense chantier de la vie organique ont aussi reçu des attributions fixes et immuables. Dans le foie, on fabrique la bile; dans les mamelles, on confectionne le lait; dans les glandes spermatiques, on raffine la liqueur quintessencielle des germes de la vie; dans les glandes de l'œil, on produit le liquide transparent qui lui permet de se mouvoir dans son orbite ; dans les glandes de la bouche, on prépare de la salive ; dans les reins, on exécute la sécrétion des urines. Tous ces laboratoires spéciaux, et d'autres moins apparents que nous n'énumérons pas, sont pourvus d'artisans et de manipulateurs accomplis dans leur spécialité.

33. Je dois mentionner la haute importance des fonctions dévolues au tissu cutané ou à la peau, considérée, soit dans son ensemble extérieur comme enveloppe protectrice du corps humain, soit dans plusieurs de ses parties rentrantes, où elle sert de parois aux cavités naturelles, comme dans la bouche, les yeux, les oreilles, etc., et dans lesquels cas elle prend le nom de membrane muqueuse. L'exhalation de la sueur dans le premier cas, la sécrétion des mucosités dans le second, et leur absorption par les capillaires lymphatiques, sont des fonctions dont le dérangement, si souvent occasionné par les influences extérieures, devient, dans la très-grande majorité des cas, des causes médiates ou immédiates de maladie. Il importe de fixer notre attention sur ce sujet ; nous y reviendrons plus loin. Nous y serons naturellement ramené par l'étude des grands phénomènes de la digestion, de la circulation et de la nutrition.

34. Les appareils qui nous montrent ces phénomènes sont :

1° L'**APPAREIL DIGESTIF**, formé de la *bouche*, de l'*œsophage*, de l'*estomac* avec le *cardia* et le *pylore*, qui sont ses deux portes d'entrée et de sortie; du *duodenum*, des *intestins* petits et gros, aboutissant à l'anus;

2° L'**APPAREIL CIRCULATOIRE**, formé du *cœur* au centre, de deux poumons dans la poitrine, des *artères*, des *veines* et des *vaisseaux lymphatiques* ramifiés dans toutes les directions du corps comme trois arbres entremêlés dans leurs branches, ayant leur tronc au cœur, et leurs rameaux anastomosés entre eux, venant se perdre, divisés à l'infini, vers la périphérie du corps;

3° **LES GLOBULES ANIMÉS**, instruments vivants de la nutrition créés dans l'estomac, complétés par leurs voyages dans la circulation sanguine, et ensuite venus se placer à l'extrémité des vaisseaux capillaires artériels, répartis en nombre incalculables dans tous les points du corps. Le sang artériel est devenu la matière première de leur élaboration, pour les services de la vie végétative ou nutritive;

4° **LE GRAND SYMPATHIQUE** ou le système nerveux ganglionnaire, centre et fil conducteur de l'innervation nutritive, dispensateur des forces végétatives près des organes de la vie interne, enfin, administrateur vigilant, à notre insu, de toutes les fonctions organiques non soumises à notre volonté.

35. Admirons ici la sagesse du Créateur. Si le gouvernement de la vie végétative avait été confié à notre intelligence acquise et faillible, qui a son siége au cerveau desservi par le système nerveux des sens, nous n'aurions pu conserver ce dépôt de l'existence : nos erreurs et nos passions l'eussent bientôt fait rentrer dans le néant. Mais la création a sagement placé en nous une seconde intelligence innée, infaillible, qui a le siége de son activité dans le grand sympathique, comme notre intelligence acquise, faillible et responsable a le sien dans le cerveau. Cette intelligence, en travail permanent de création et de conservation organique, est la représentante de la vie végétative. Elle remplit harmonieusement sa mission, si elle n'est pas entravée par la violence des éléments contraires, par l'incohérence de la vie extérieure et par nos passions. C'est cette même intelligence interne qui lutte sans relâche contre ces éléments contraires, quand on voit la *nature*, comme nous disons, lutter contre le mal ; c'est elle qui nous guérit par le rétablissement de l'harmonie du corps, un moment troublée par le mauvais milieu où nous vivons. On a donc bien raison quand on dit que la nature guérit avec intelligence ; et nous avons raison de dire aussi que la science classique, exclusivement guidée par la seule raison faillible de la vie extérieure, dont l'orgueil efface jusqu'aux dernières traces du langage instinctif, se trouve dans une trop grande infériorité relative pour ne pas devoir s'incliner devant l'infaillibilité de la nature, et se constituer humblement son auxiliaire, et non sa rivale, par les violences qu'elle lui impose si souvent.

36. Les actes de la vie organique sont donc loin d'être toujours soumis à notre volonté : nous avons faim ou soif sans le vouloir ; l'estomac effectue la digestion des aliments à notre insu ; le cœur exerce ses battements, et le sang circule dans la veine ; notre volonté n'y prend aucune part. C'est sous l'empire du grand sympathique que s'exécutent ces actes profonds d'économie vivante.

37. Le grand sympathique est, comme je l'ai déjà dit, l'appareil nerveux à l'usage exclusif de la vie nutritive ou de végétation, de même que le cerveau, avec ses ramifications nerveuses, est à l'usage des cinq sens, pour tous les services de la vie de relation. Le grand sympathique est constitué par une chaîne de petits corps nerveux ou ganglions placés sur les côtés internes de la colonne vertébrale. De ces ganglions partent des filets nerveux et des plexus, et se rendent aux viscères de la vie de nutrition, aux poumons, au cœur, au canal intestinal, au foie, aux reins, etc., tous organes placés sous sa direction sans le concours de la volonté humaine.

38. L'un des plexus les plus importants du système nerveux ganglionnaire est le *plexus solaire*, préposé au service et voisin de l'estomac, et en communications nombreuses et directes avec les poumons par des voies spéciales. Il puise continuellement dans l'atmosphère, par l'acte de la respiration, le fluide électrique et la chaleur nécessaire à la digestion des aliments. C'est du plexus solaire que l'estomac reçoit ainsi l'*innervation* indispensable à ses laborieuses fonctions.

39. Là ne se borne pas le rôle du grand sympathique : à l'aide de ses autres plexus spéciaux, qui sont comme ses annexes près chaque organe, il met en mouvement les battements du cœur, dont il est bien la force motrice ; il exécute la sécrétion des glandes, l'exhalation de la peau, des muqueuses ; il met en jeu toutes les actions organiques.

40. Nous arrivons à l'étude de la digestion, de la circulation et de la nutrition, trois fonctions principales de la vie végétative exécutées sous l'empire du grand sympathique. Pour être complet il faudrait y ajouter la génération ; mais l'étude de cette fonction n'est pas nécessaire à mon sujet en ce moment. J'en parlerai utilement dans un autre travail.

41. Digestion et appareil digestif. — Chacun connaît la position de l'estomac ; l'œsophage est le conduit qui va de la bouche à l'estomac ; les intestins font suite à l'estomac et viennent aboutir à l'anus. Ces organes et leurs dépendances, qui ont reçu des noms particuliers, constituent l'appareil digestif.

42. Les aliments apportés dans la bouche sont broyés par les dents et réduits en pâte avec la salive, abondamment sécrétée à cet effet pour les besoins de la mastication. Les aliments, réduits en pâte, vont se rendre dans l'estomac, en passant par le canal qui y conduit et qui est nommé œsophage. Là, ils subissent une transformation complète. Sous l'influence de la chaleur et du fluide nerveux calorique fournis par le plexus solaire, placé sous l'estomac comme le foyer sous une marmite, ils entrent en ébullition, ou pour mieux dire en fusion, et forment le chyme. A mesure qu'il se forme, le chyme quitte l'estomac et se rend, par une soupape appelée *pylore*, dans la première partie de l'intestin appelé *duodenum*. Au-dessus et à droite de l'estomac, se trouve le *foie*, dont les fonctions consistent à sécréter la bile. Formée des éléments inférieurs et acrimonieux du sang, la bile va être admirablement utilisée, et nous la verrons jouer un rôle indispensable dans l'acte complexe de la digestion, mais appropriée à sa nature inférieure. A côté du foie est le *pancréas*, autre atelier beaucoup plus relevé, où s'affine le liquide pancréatique, dont le rôle intéressant est rempli en opposition avec celui de la bile. Voici ce qui a lieu : la bile coule et se rend dans le duodenum, se mêle au chyme ; la liqueur du pancréas, de son côté, en fait autant. La bile saisit les matières grossières, impropres à la nutrition, et les entraîne vers le rectum pour être ensemble expulsées du corps. La liqueur pancraétique, formée d'éléments supérieurs, anime et retient au contraire la partie quintessencielle des aliments et la transforme en *chyle*, ou sang rudimentaire blanc jaunâtre. Le chyle est ensuite absorbé par une infinité de vaisseaux capillaires dits chylifères, ayant leur embouchure sur les parois des instestins et se rendant, en se réunissant, dans le tronc veineux dit veine cave qui va entrer dans le cœur. Ici commence la circulation.

43. Circulation. — Confondu avec le sang veineux et la lymphe, le chyle, que nous avons laissé dans la veine cave, déjà entraîné par le torrent de la circulation, va se rendre au cœur. Le cœur est le moteur et le centre de la circulation. Il est formé d'un double corps de pompe foulante-aspirante. Le corps de pompe de la droite du cœur aspire le sang des veines qui y aboutissent par un tronc commun, que nous avons déjà nommé la veine cave ; de là, le sang veineux est refoulé dans les canaux sanguins pulmonaires, où il est vivifié par l'acte de la respiration et devient sang artériel. L'autre corps de pompe de la gauche du cœur joue à son tour, aspire le sang artériel qui vient d'être revivifié dans les poumons, et le refoule par l'aorte dans toutes les artères et les artérioles du corps. Arrivé à l'extrémité de toutes les ramifications artérielles, où il porte les éléments de nutrition et la vie, le sang artériel se dépouille d'une partie de sa richesse, devient impropre au service de cette vivification, perd sa couleur rouge vermeille et passe à l'état de sang veineux bleuâtre et de lymphe ou sang blanc jaunâtre. Là où finissent les extrémités des ramifications innombrables artérielles, commencent les veinules et les vaisseaux lymphatiques, non moins innombrables; là aussi s'opère le mystère de la nutrition, dont je vais tâcher de lever le commencement du voile tout à l'heure.

44. Le sang artériel, transformé en sang veineux et en lymphe, reprend le chemin de ces derniers, reçoit en route le chyle, comme nous l'avons vu en parlant de la digestion, se rend au cœur, revient aux poumons, se revivifie, retourne au cœur pour reprendre le chemin des artères et des artérioles. C'est ce mouvement continu et circulatoire du sang qu'on appelle la circulation, et qui ne s'arrête qu'avec la vie.

45. Le pouls est le contre-coup des mouvements saccadés du cœur quand il refoule le sang dans les artères. Les veines ne présentent pas ce phénomème, parce que le sang veineux se rend au cœur par de simples aspirations, sans saccades, et qu'il n'est refoulé que dans le court trajet du cœur aux poumons.

46. Respiration. — Nous avons vu précédemment le corps humain constitué par la matière, et l'esprit ou principe vital. Nous avons vu la partie matérielle de nous-même alimentée par l'estomac avec des substances de même nature, c'est-à-dire matérielles.

47. Notre principe vital est alimenté par les poumons avec les éléments de sa nature, impalpables et invisibles puisés dans l'air. Les poumons sont donc l'estomac du principe vital. C'est dans l'acte de la respiration, en effet, qu'il puise la chaleur, l'électricité vivante et d'autres fluides plus subtils qui deviennent les auxiliaires de l'âme dans ses fonctions divines, comme la mémoire, la pensée, l'intelligence, le jugement, etc.

48. Je passerai sous silence la description détaillée des organes et le mécanisme de la respiration. Cette description n'est pas nécessaire à mon sujet. On peut la trouver d'ailleurs parfaitement exposée dans les ouvrages spéciaux.

49. Il me suffira de dire brièvemen que chaque aspiration de la poitrine est suivie d'une émission d'air atmosphérique dans la tranchée-artère, tronc commun des conduits aériens, divisé dans sa partie inférieure en deux branches qui ont reçu le nom de bronches, et qui se rendent chacune dans l'un des poumons, où elles se divisent et se subdivisent à l'infini. L'air du dehors arrivant chaud ou froid, sec ou humide, pur ou mélangé de miasmes, dans les bronches, pour se rendre dans toutes leurs ramifications, on s'explique sans peine les causes de fréquentes indispositions bronchiques et pulmonaires.

50. Les poumons, organes de la respiration, spongieux, dilatables et compressibles, remplissent les deux cavités du thorax ou poitrine, et sont séparés par le cœur. Quand la maladie porte ses ravages sur ce viscère et qu'elle en désorganise le tissu délicat, elle prend le nom de phthisie pulmonaire, maladie redoutable et malheureusement très-commune, qui peut nous surprendre à tous les âges de la vie. Mais j'affirme avec certitude que la médecine éliminative peut toujours la prévenir, et qu'elle peut lui arracher ses victimes, quand le fléau n'a pas poussé trop loin ses ravages désorganisateurs.

51. Arrivé aux extrémités bronchiques, dites vésicules pulmonaires, qui sont innombrables, et qui deviennent imperceptibles par leur ténuité, l'air aspiré, parti de l'atmosphère, grand réservoir de vie, d'intelligence, alimente toutes les natures supérieures de l'homme ; de telle sorte qu'on peut dire que l'air est le pain nourrissant de l'esprit.

52. Nutrition. — Nous allons assister à l'importante fonction de la nutrition, qui nous fera connaître à la fois et la cause réelle de nos maladies et le secret de les guérir ou de les prévenir.

53. La nutrition est l'opération complexe par laquelle nos aliments, arrivés à l'état sanguin, sont repris comme matière première par un travail invisible et intelligent, pour les transformer en chair, en os, en graisse, en humeurs, en ligaments, etc., et, à ce titre, les faire entrer comme parties constituantes dans les organes et le concert de la vie.

54. La nutrition s'exécute en même temps et

constamment sur tous les points du corps, dans tous les organes et dans toutes les parties d'organe. Les centres du travail nutritif, auxquels nous donnerons le nom d'*orbicules*, sont si nombreux qu'ils sont incalculables, et si petits qu'ils échappent à nos sens par leurs proportions infiniment réduites.

55. Rappelons-nous l'arbre de la circulation sanguine artérielle aux mille branches et aux ramifications infinies s'étendant du cœur à toutes les directions du corps. En bien, à l'extrémité de chaque ramuscule ou artériole se trouve une vésicule ou mieux orbicule, et dans cette orbicule des globules animés. Là sont les centres innombrables de l'élaboration nutritive.

56. Le microscope nous a montré dans le sang des globules et des globulins. Ce sont ces mondicules encore à l'état embryonnaire dans le sang, qui, plus tard, étant arrivés à terme par les apports de la circulation, seront installés dans la haute fonction des carrières orbiculaires. Nous dirons seulement quelques mots de ces dernières avec le regret de ne pouvoir être plus explicite ici.

57. Notre vue matérielle étant trop grossière pour voir ces mondicules, dont les travaux accomplis, palpables à nos sens, nous frappent d'admiration, procédons par induction et pénétrons un instant, avec l'œil de l'esprit, dans ces sanctuaires de la vie organique. Ils sont tous constitués sur le même modèle ; il nous suffira de nous arrêter à un seul pour les connaître tous.

58. Six avenues aboutissent à chaque orbicule, ou centre fractionné de l'action nutritive :

1° Une artériole, ou dernière ramification de l'artère ;

2° Une veinule, ou première radicule de la veine ;

3° Un vaisseau capillaire lymphatique, ou première radicule de la lymphe ;

4° Un nerf sensitif parti du système nerveux cérébro-spinal ;

5° Un nerf végétatif parti du système nerveux, dit grand sympathique ;

6° Un fil tubulaire parti du système cellulaire conjonctif.

59. Ces six voies de communication établissent des rapports constants entre tous les orbicules, et des relations non moins constantes avec tous les systèmes, tous les appareils de l'organisme vivant, et avec toutes les natures de l'homme ; de telle sorte que ce qui se passe dans l'orbicule le plus minime est connu et ressenti dans tous les autres orbicules du corps. C'est dans chacun des orbicules, tous établis sur un plan uniforme, que s'exécute, comme nous l'avons déjà dit, le travail important de la nutrition défini plus haut.

60. Par qui et comment s'exécute ce travail ?

61. Le globule sanguin, approvisionné et complété par ses longs voyages dans la circulation, va se rendre par l'artère à l'un des orbicules vacants, pour y remplir sa carrière. L'analyse microscopique nous a montré les globules du sang gros de globulins. Arrivé dans l'orbicule, le globule du sang s'y établit avec ses globulins. C'est cette famille de mondicules qui exécute le travail mystérieux de la nutrition. On sait avec quelle intelligence et quelle admirable perfection elle s'en acquitte!

62. Comment s'exécute ce travail mystérieux? Qu'il nous suffise de dire aujourd'hui que les agents invisibles de ces ateliers, infiniment réduits dans leurs proportions, ne manquent de rien et reçoivent tout ce qui leur est nécessaire; que l'artériole leur apporte la matière première; que le nerf végétatif les approvisionne de chaleur et d'électricité vitale; que le nerf sensitif reçoit et transmet les sensations; que le fil tubulaire du tissu conjonctif expédie les produits fabriqués pour les placer dans des magasins de réserve; que la veinule emporte les réserves de matières premières encore utilisables pour des besoins subséquents; enfin, que le capillaire lymphatique déblaye les ateliers des résidus inférieurs, cure les égouts où ont été jetés les matériaux usés, les détritus en voie de pourriture, les emmène et les charrie au loin.

63. Parmi toutes les fonctions si intéressantes de la vie organique, arrêtons-nous à celles qui rentrent plus particulièrement dans notre sujet, et qui peuvent nous conduire le plus directement à notre but. Chacun a déjà pu en juger, les globules orbiculaires *s'assimilent* la portion du sang artériel qui leur convient; ils négligent l'autre portion comme impropre à l'assimilation, et ils *éliminent* les parties usées qui leur ont servi un temps.

64. Les vaisseaux lymphatiques se chargent des derniers résidus mondiculaires, dont ils opèrent encore le triage pour en faire deux catégories. La dernière catégorie est expulsée du corps par la voie éliminatrice des émonctoires naturels, qui sont la transpiration, les voies urinaires, le conduit intestinal des déjections. L'autre catégorie, moins infime, est formée de résidus encore utilisables, de nature passive et relativement pauvre. Ces résidus ne sont pas chassés du corps et servent encore à des usages secondaires; ils sont sécrétés par des organes spéciaux, et sont employés à la confection de la salive, des larmes, de la liqueur onctueuse et glissante des articulations, enfin à la sécrétion des muqueuses et des séreuses, dont le produit entretient l'humidité des muscles et des viscères.

65. La veine infiniment petite qui prend son origine à l'orbicule se charge, de son côté, de la portion du sang non assimilé par les mondicules, mais pouvant être encore d'une grande richesse de vie; elle se charge aussi des fluides actifs et turbulents, de nature acariâtre, émanés de la fermentation des matières usées durant leur séjour dans l'orbicule, fluides dont elle neutralise l'activité délétère par la puissance vitale du sang veineux.

66. Ces éléments acrimonieux, charriés et garrottés par le sang veineux, étant incompatibles avec la pureté du sang artériel, voici ce qui a lieu : le sang des veines, avant de rentrer au cœur pour aller aux poumons se revivifier et passer sang artériel, se rend au foie par la veine porte, où il dépose ses éléments suspects, qui deviennent les principes constitutifs de la bile sous l'action spéciale du foie.

67. Nous avons vu la lymphe se purifier avant de se mêler au sang veineux; de même, nous voyons ici le sang veineux se purifier lui-même au moment de rentrer dans la circulation artérielle.

68. On voit déjà que le sang tend toujours à se purifier, et on voit aussi combien est important ce long et compliqué travail de purification constante ou d'élimination, confié aux plus délicates fonctions, et par conséquent le maintien de la santé, d'où il résulte que de leur trouble survient la maladie. Cette proposition, qui recevra la plus éclatante démonstration, nous fait déjà entrevoir la vraie cause de nos maladies, cause si longtemps cherchée et jamais trouvée, mais que nous ferons paraître évidente comme la lumière du soleil aux yeux de toutes les personnes non aveuglées par l'intérêt ou les systèmes compliqués de la science classique.

69. Leur esprit se révoltera peut-être contre

tant de simplicité. Car, sans échafaudage, sans efforts de l'intelligence, nous leur montrerons la solution du problème, réputée introuvable, sur notre passage, à notre portée. C'est avec le terre à terre du simple bon sens que nous découvrirons enfin la cause de nos maladies. Et ceci est d'une importance extrême ; car connaître la cause du mal, c'est vaincre le mal, si cette cause tombe sous le pouvoir de l'homme ; ce qui a très-heureusement lieu, comme nous le verrons aussi.

70. La vie pouvait-elle nous être donnée sans que les moyens de la rendre parfaite nous aient été donnés aussi ? Nous ne pouvons le croire sans faire injure à l'auteur de toute perfection, de qui nous tenons la vie. En voulez-vous une puissante preuve ? Notre corps nous offre un modèle de perfection dans toutes les parties qui ne relèvent que de la perfection divine, et nous trouvons l'imperfection et l'incohérence seulement dans les milieux soumis à nos libres déterminations. Il faut en conclure que l'homme est imparfait, sans doute, mais aussi qu'il est perfectible, qu'il peut arriver à une santé parfaite, en suivant ou ne contrariant pas le modèle de perfection que lui offre la nature, dans le fonctionnement de la vie organique.

71. Admirons, dans les limites de notre sujet, l'économie de la nature dans la production et la distribution des forces chargées des fonctions vitales : Le sang ne fournit pas seulement tous les matériaux nécessaires à la production et au renouvellement des os et des chairs ; mais il se purifie même de ses éléments inférieurs, en produisant la salive pour la mastication des aliments, la bile pour leur digestion et la séparation du chyle, la liqueur synoviale pour le jeu des articulations, les larmes pour l'humidité de l'œil et ses mouvements dans son orbite, les sécrétions muqueuses pour la lubrifaction des parties. Les éliminations transpiratoires, urinaires et excrémentielles viennent enfin débarrasser l'économie de tous ses matériaux usés : fonctions rigoureusement nécessaires à l'épuration définitive du sang pour le jeu régulier de la nutrition et pour le maintien de la santé. Nous ne pouvons trop nous appesantir sur ce point, qu'il faut nous rendre bien familier ; revenons-y encore. La cause de nos maladies et le secret de notre guérison nous apparaîtront encore plus évidents.

72. Reprenons le sang artériel, et suivons-le au moment qu'il arrive au terme de sa course, à l'extrémité de l'artériole. Il est versé dans l'orbicule, centre infiniment petit d'activité et d'élaboration nutritive. Là, il dispense les éléments propres à l'*assimilation ;* dépourvu d'une partie de ses principes vivifiants, il se trouve transformé en sang veineux, et reprend sa course dans le torrent de la circulation par la veinule. Les mondicules orbiculaires ayant reçu la matière vivifiante de leur alimentation et de leur élaboration, se l'assimilent, et en trament tous les tissus de l'organisme. D'autre part, ces chantiers de la vie végétative infinitésimale sont déblayés de leurs matériaux usés, et de leurs débris encore utilisables pour des usages inférieurs, par la voie du vaisseau lymphatique. Ce dernier est chargé du travail important de leur triage et de leur élimination; la partie provenant des décombres et des cadavres mondiculaires, matière morte, impropre à tout service, et nuisible par sa présence, est éliminée par la transpiration, par les urines et par les déjections. Quand cette élimination soustractive n'est pas bien faite, par suite d'influences extérieures que nous indiquerons, il y a maladie ou prédisposition à la maladie. Cette fonction des plus basses régions de l'économie vivante est néanmoins si nécessaire, que de sa régularité dépend la santé. C'est là, dans ses régions infimes, que nous trouvons le secret de nos maladies. Pouvait-il en être autrement? Le mal, soit moral, soit matériel, peut-il naître et vivre ailleurs que dans la nuit et dans la pourriture? Mais le secret dévoilé de la maladie nous donne en même temps celui de la guérison, comme c'était notre but.

73. En effet, si nous nous servons d'une comparaison justement applicable au sujet, nous verrons par anticipation le but déjà atteint. Représentez-vous une ville populeuse, dont on ne vide plus les fosses d'aisances, et dont toutes les émanations, ne pouvant plus se dissiper dans l'atmosphère, se compriment dans les maisons. Les matières fécales vont déborder, couler dans les rues, se répandre dans les habitations ; la peste arrive, qui lance les habitants dans la désolation et la mort. Que faut-il faire pour secourir ce malheureux peuple? Vider les fosses, ventiler les appartements, et faire circuler partout l'air du dehors. Ce tableau est exactement celui de l'homme malade.

74. Nous allons faire connaître, sans nous y arrêter, les influences sur les fonctions éliminatrices évacuantes qui entraînent l'altération des humeurs. Nous verrons en même temps les sources de la prédisposition aux maladies. Primitivement, l'harmonie des fonctions de la vie organique ne serait jamais troublée, si elle n'était interrompue par des agents perturbateurs, et la santé serait permanente.

75. L'expérience de tous les jours apprend que ces agents morbifères sont un air vicié, les miasmes, le froid humide, les transitions brusques de température, une habitation malsaine, les fatigues excessives du corps et de l'esprit, les peines morales, le défaut d'exercice, les excès dans les passions, le trop ou le trop peu d'aliments, une mauvaise nourriture, etc. Toutes ces influences déterminent à divers titres des changements anormaux dans la composition des humeurs, et réagissent sur les trois fonctions de l'élimination, dont le ralentissement ou la suppression empire l'équilibre commencé, aggrave l'état morbide de l'économie.

76. Ces influences pertubatrices sont d'abord insensibles, et n'exercent aucun effet apparent sur la santé; on peut même rester des années avec une surabondance d'humeurs mortes accumulées dans le sang, ou déposées sur le parcours de la circulation, sans être précisément malade; mais on a alors ce qu'on appelle une mauvaise santé ou la prédisposition à la maladie, dont on porte le germe en soi, à son insu, et qui n'attend que *l'occasion* d'éclore pour passer à l'état de maladie déclarée.

77. Cet état, qui n'est plus la santé, mais qui peut même aussi apparaître sous des dehors brillants et trompeurs, nous donne la clef de bien des faits qui étaient restés sans explication valable. En effet, deux personnes, par exemple, reçoivent la même blessure : l'une se guérit immédiatement, l'autre est frappée de gangrène et meurt. Pourquoi des effets si différents de la même cause? C'est que la première personne blessée avait le sang pur et vif, et que la seconde avait le sang altéré, et portait en elle-même, peut-être sans le savoir, le germe de la maladie, qui avait attendu *l'occasion* de la blessure pour se déclarer. Ainsi s'expliquent, par la prédisposition à la maladie, les effets en apparence si contradictoires de la blessure. On peut en dire autant des effets non moins variables et non moins contradictoires en apparence d'une épidémie, d'un virus contagieux, ou d'un simple courant d'air qui attaque les uns et respecte les autres, tous placés dans les mêmes conditions apparentes de force et de santé. Vous resterez invulnérable au milieu des cholériques ; votre santé restera inébranlable au contact d'une maladie contagieuse ; vous ne gagnerez ni rhume, ni catarrhe, si vous ne portez pas heureusement en vous une altération du sang. Mais vous serez assailli par le mal à toute occasion, si vous avez la prédisposition aux maladies, signe évident que vous portez en vous des humeurs altérées.

78. Cet heureux privilége d'un sang pur et fort, cette malheureuse aptitude d'un sang altéré et faible, s'expliquent parfaitement bien : les éléments de même nature s'attirent, ceux de nature contraire se repoussent. Le sang déjà malade attire la maladie, et un sang pur ne fait alliance qu'avec la santé.

79. Voulez-vous encore une explication de ces faits d'apparence contradictoire qu'on n'a jamais donnée? La voici : elle mérite votre attention.

80. Les insectes destructeurs et la vermine ne vivent que dans la pourriture et la crasse des vêtements ou de la peau : partout où ils trouvent ces éléments de la décomposition, ils font invasion et se multiplient. La personne affectée d'une maladie contagieuse ou épidémique est comme un homme couvert de vermine : ce sont les animalcules, ouvriers du mal et de la division, qui pullulent dans la corruption de ses humeurs et la crasse de ses organes, et dont l'espèce prédominante détermine la forme de la maladie. Dans l'un et l'autre cas, ces petits êtres hideux se communiquent par contact, pourvu qu'ils trouvent une nourriture dans la crasse des habits ou dans les humeurs corrompues du sang. Mais vous n'auriez rien à craindre des contacts si votre sang est pur, de même qu'une propreté parfaite dans vos vêtements et sur votre personne vous met à l'abri d'une invasion vermineuse, attendu que les êtres ne peuvent vivre où ils ne trouvent pas les aliments de leur nature.

81. De ces considérations il faut conclure que l'altération du sang et des humeurs, produite par un vice des fonctions évacuatives, constitue la prédisposition aux maladies, dont elle est la seule et vraie cause, et que ce qu'on appelle vulgairement cause de maladie, n'est que l'occasion à l'aide de laquelle la maladie se déclare.

82. Je vais tâcher d'être encore plus explicite sur l'origine et la cause des maladies. L'étude sommaire du corps vivant de l'homme et de ses fonctions organiques, qui a été l'objet des paragraphes précédents, a jeté un jour nouveau sur plusieurs points des plus intéressants, demeurés jusqu'alors dans l'obscurité. Ce jour nouveau est nécessaire à l'intelligence de ce qui reste à dire.

83. La physiologie, que nous avons abordée spécialement dans les actes de la vie nutritive, nous a fourni des lumières spéciales à notre sujet, et nous a déjà montré les causes de la maladie dans les troubles de l'élimination, c'est-à-dire des fonctions sécrétoires et excrétoires.

84. L'altération du sang et des humeurs, conséquence de ces troubles fonctionnels, devient la *cause passive* de la maladie, et sert de matrice ou de voirie à la *cause active* du mal. Pour démontrer cette vérité, qui explique l'origine, les causes et les variétés de la maladie, il convient de dire un mot de la classification des animaux en deux grandes divisions : en animaux bienfaisants, harmonieux et utiles ou susceptibles d'être utiles à l'homme, et en animaux malfaisants, ouvriers de la destruction, agents animés du mal.

85. Ces deux grandes divisions comprennent tous les animaux. Ne nous arrêtons qu'à la seconde pour les besoins de notre sujet. Les animaux destructeurs ne vivent et ne pullulent que dans la pourriture, dans les lieux ténébreux, incultes, malsains, mal habitables ; témoin : les insectes, la vermine, les reptiles. — Que sont les principes usés de l'organisme vivant, sinon des matières mortes et passives, dont le séjour prolongé dans le sang, qu'elles souillent et altèrent, détermine la fermentation et la pourriture, et, par conséquent, sert de matrice pour incuber et faire éclore des myriades d'animalcules rangés dans la classe des animaux destructeurs, ouvriers de la mort, et réellement causes actives et vivantes de toutes nos maladies ?

86. J'ai démontré comment l'altération du sang et

des humeurs est cause de la maladie. Je vais prouver maintenant que les parties solides du corps ne peuvent devenir primitivement causes de maladies, comme on l'a, bien à tort, avancé dans les écoles.

87. Rappelons-nous que les matières mortes, ou matériaux usés et débris pourris de la vie organique, passent des orbicules globulaires dans les vaisseaux lymphatiques, qui les transportent dans les canaux évacuateurs ; que, sous les influences perturbatrices, indiquées plus haut, elles n'arrivent plus ou arrivent incomplétement à cette destination ; qu'entraînées alors par le torrent de la circulation, elles passent dans le sang veineux, et que, par une nouvelle violation des lois de l'économie, elles arrivent jusqu'au sang artériel, qu'elles souillent par une révoltante adultération. Cette action déréglée continuant, ces éléments impurs encombrent la masse des humeurs saines de tout le corps, et deviennent un foyer et un ferment d'excitation désordonnée ; le sang veineux, de son côté, placé sous les mêmes influences perturbatrices, ne verse plus ou verse incomplétement sa partie mordicante et acrimonieuse dans le foie, empêché, lui aussi, de sécréter la bile. Qu'arrive-t-il alors? Ces matières usées de la nutrition s'accumulent, s'altèrent et se décomposent de plus en plus ; le sang perd sa puissance vivifiante ; au lieu d'un instrument de vie, il devient un instrument de mort, et va concourir à la multiplication des plus graves désordres dans toute l'économie.

88. Or, nous avons vu le sang fournir seul tous les matériaux nécessaires à la construction des organes et des parties solides, molles et liquides du corps. La substance des matériaux étant altérée et pourrie, les organes seront eux-mêmes viciés et corrompus dans leur constitution. Une maison construite avec de mauvaises pierres et un mauvais ciment ne sera pas solide et ne tardera pas à se lézarder d'abord dans ses parties les plus faibles. Évidemment, pour trouver la cause du manque de solidité de cette maison, il faut remonter aux mauvais matériaux qui ont servi à sa construction, et non s'en prendre à la partie lézardée qui menace ruine. Il en est de même d'une maladie qui débute par le trouble fonctionnel d'un organe ; on ne peut pas dire que l'organe a causé la maladie, et, pour trouver la vraie cause, il faut remonter à l'altération du sang, qui a fourni de mauvais matériaux à la construction ou à l'entretien de l'organe malade. Il en serait autrement si la maladie était le résultat de coups ou blessures.

89. Je crois qu'il est maintenant bien établi que la cause réelle de la maladie réside dans le trouble des fonctions éliminatrices, dans les humeurs viciées, et qu'elle ne peut pas venir primitivement des organes ou parties solides du corps.

90. Il me reste à démontrer que toutes nos maladies, ou, pour m'exprimer plus exactement, que toutes les variétés de la maladie, qui est une, comme il sera prouvé plus loin, reconnaissent une seule et même cause; que cette cause, comme je l'ai déjà dit, est passive; que cette *cause passive* est l'altération du sang ou la prédisposition à la maladie, et qu'elle sert de matrice ou de mère commune à tous les agents de la maladie, agents variés d'espèces, *causes vivantes* d'où partent les variétés ou formes de maladies.

91. Qu'il me soit permis de recourir, à cet effet, à une figure saisissante, et de comparer un instant la vie végétative du corps humain à la végétation d'un verger. Dans ce verger, il y a des plantes, des arbustes, des arbres fruitiers, etc., de variétés nombreuses. Supposez que le jardinier en néglige la culture; qu'il laisse la mousse et les lichens aux arbres, et qu'il laisse traîner partout des débris de végétation en pourriture et des tas de mauvaises herbes arrachées dans les plants: la décomposition va s'y mettre, et des insectes de toute nature, justement appelés vermine de jardin, vont pulluler, sortir de cette pourriture et infester le verger.

92. Chaque espèce d'insectes destructeurs, née d'autant de foyers différents d'infections, va trouver la plante, le fruit ou l'arbuste de son choix; ou bien, d'autres fois, les insectes sont si nombreux et d'espèce si vorace qu'ils dévorent indistinctement toute la végétation du verger.

93. Chacun peut faire les applications et reconnaître, dans cette figure, les débris pourris de la vie organique, abondonnés à la fermentation sur les chantiers du travail végétatif de la nutrition, exhalant des myriades d'animalcules, ouvriers actifs de la destruction, faisant invasion sur les organes qu'ils préfèrent, selon leur espèce ; ou bien, plus nombreux ou de nature plus féroce, se mettant à attaquer la vie sur tous les points du corps à la fois, jetant dans toutes ses parties la douleur, semant partout l'effroi ; enfin, accomplissant dans la mort leur œuvre de destruction commencée dans la maladie.

94. Nous arrivons à parler de la maladie, de ses variétés, de sa nature, de ses manifestations et de ses effets.

95. Quand la vie quitte un corps organisé, celui-ci tombe dans la décomposition : ses parties se divisent, ses éléments se désagrégent et deviennent aptes à rentrer dans de nouvelles combinaisons pour revenir à la vie sous une forme nouvelle. — Ainsi, l'engrais provenant de la décomposition des débris végétaux et animaux, placé au pied d'un arbre, rentre par la séve dans la végétation de cet arbre. On peut dire ainsi que la mort alimente la vie. La décomposition des corps morts est donc une loi naturelle et nécessaire, aussi nécessaire que la loi de création et de renouvellement. S'il n'en était pas ainsi, les cadavres de tout ce qui a eu puissance de vie encombreraient la terre, le renouvellement des êtres ne pourrait plus s'effectuer, et la création serait suspendue.

96. La nature a chargé des agents spéciaux d'accomplir cette loi. Ces agents sont les animaux et les animalcules de la destruction et de la décomposition. Il y en a de toutes tailles, depuis les monstres des déserts jusqu'aux infusoires et aux infiniment petits, invisibles au microscope, mais manifestés par la somme de leurs travaux, rendus bien sensibles à chaque pas de la vie. Ces êtres de la dégradation, de l'incohérence et de la division, pullulent avec une abondance effrayante dès qu'ils rencontrent une voirie pour s'y multiplier : le mal est leur élément. Ils sont les ennemis naturels de l'ordre et de l'harmonie, qu'ils cherchent à détruire et qu'ils détruisent partout où la vie ne leur oppose pas un rempart assez puissant. Les vers rongeurs des cadavres, impatients d'accomplir leur horrible fonction, arrivent quelquefois avant le départ de la vie. D'où viennent-ils, ainsi que leurs hideux congénères ? Il nous importe de le savoir, et je vais essayer de répondre à cette question.

97. La nature a déposé dans notre organisme les germes de tous les agents destructeurs du corps humain. La puissance vitale les retient en léthargie ; ils peuvent éclore seulement à la faveur des humeurs putrides, leur élément ; de telle sorte qu'ils sont plus ou moins développés, selon le degré de pauvreté ou de richesse du sang, qui est le baromètre de la force-vitale. On comprend toute la vigilance de la nature à épurer constamment le corps de ces débris usés, pour ne laisser aucune prise à ses ennemis de la vie. Ces agents de la destruction venant à éclore dans les matières putrides qui séjournent dans le corps pour se mettre bien vite à leur affreuse besogne, les ouvriers de la vie harmonieuse luttent aussitôt contre le travail désorganisateur de leurs ennemis; cette lutte constitue pour le corps humain l'état de souffrance et de maladie.

98. Nous venons de dire que les germes de la maladie et de la mort existent en nous, et que ces germes éclosent dans les humeurs altérées du corps. Ces humeurs, *inertes par elles-mêmes*, ne gênent que mécaniquement et même à notre insu les fonctions et les mouvements organiques; mais elles entrent tout à coup dans une fermentation de mauvais caractère, dès que les germes, après leur temps d'incubation, viennent à éclore. En effet, de cette fermentation, qui cause une chaleur brûlante, s'élèvent des exhalaisons infectes, gaz ou matières fluidiques pernicieuses, insinuantes, et s'infiltrant à travers les tissus solides du corps, où elles recherchent les éléments de pourriture qui leur ont donné naissance, pour y pulluler et y multiplier leur espèce destructive de la santé et de la vie.

99. On reconnaît facilement dans ces gaz méphitiques, matières subtiles, les animalcules vivants, ouvriers de mal, prenant naissance dans la pourriture des humeurs qui leur servent de matrice et de voirie.

100. On trouve partout dans la nature des exemples bien sensibles de ce fait.

101. Ainsi se trouve complété le sens de mes paroles : que les humeurs altérées sont la *cause passive* de la maladie, et que des êtres animés en sont la *cause active*. La marche de mon travail confirmera de plus en plus cette vérité.

102. Nous n'avons à établir aucune classification dans les maladies, puisque, pour nous, il n'y a qu'une maladie : donc les affections de la tête comme celles de l'estomac, les affections de poitrine comme celles des intestins, les affections des membres comme celles du tronc, les affections nerveuses comme celles du grand sympathique, quelles que soient leurs dénominations, leur durée et leur intensité, toutes, sans exception, ont pour cause primitive l'altération des humeurs ; toutes doivent être traitées par l'épuration du sang, par le décombrement des voies sécrétoire et alimentaire, et au besoin par la reconstitution, avec des matériaux nouveaux, des organes qui ont été construits avec les matériaux pourris d'un sang altéré (1). C'est, comme nous le verrons plus loin, une médication éliminatrice appropriée à l'état du malade ayant pour auxi-

(1) On comprend la durée de certains traitements, auxquels il faut physiologiquement le temps de remplacer les mauvais matériaux par des neufs pour bien reconstituer le corps et rétablir une santé parfaite.

liaire obligée une bonne et substantielle nourriture bien assimilée, qui est chargée de pourvoir à la cure radicale de toutes les formes, manifestations ou variétés de la maladie.

103. Je m'aperçois que j'ai anticipé sur la marche de mon sujet. Je reviens à une objection qui peut être faite. Mais, dira-t-on, le même organe peut être atteint d'affections différentes; la cause doit être différente aussi? Je réponds : la cause peut différer dans l'espèce, mais jamais dans sa nature. Les matières végétales et animales, abandonnées aux voiries de la décomposition, produisent autant de variétés d'insectes destructeurs qu'il y a de variétés dans les matières végétales ou animales en décomposition. On reproduit l'image de ce fait à volonté dans la production artificielle des animalcules dits infusoires. Quand nous observons la végétation d'un parterre rongée par plusieurs espèces d'insectes, toutes issues d'autant de cloaques différents de pourriture, pouvons-nous dire que ces végétaux, différemment rongés, ne présentent pas l'œuvre commune des insectes destructeurs?

104. Or, notre corps lui-même a sa vie végétative soumise à la même loi que celle de la végétation terrestre; car toutes les existences sont le miroir ou le reflet les unes des autres, et toutes régies par la même loi qui est une.

105. Conséquemment, quelles que soient la forme et l'apparence de la maladie, la cause reste toujours à même dans sa nature. Mais les variétés de formes et de caractères proviennent de la variété d'espèces des agents de la maladie.

106. Ainsi s'explique, dans son essence même, la nature de la maladie, et toutes ses variétés, qui était demeurée un mystère impénétrable pour la science des écoles.

107. Suivons maintenant la maladie au moment où elle tente de se fixer sur un organe ou sur une partie quelconque du corps. Des agents du mal, arrivés sous la forme fluidique ou gazeuse pour envahir une contrée, trouvent de la résistance de la part des ouvriers indigènes de la vie, qui tentent de les repousser par la force. Les luttes plus ou moins acharnées qui surviennent se traduisent par l'irritation et les souffrances. Les défenseurs des chantiers du travail organique restent victorieux si leurs ennemis n'y trouvent pas les éléments de leur existence de malheur, c'est-à-dire des humeurs altérées. Les envahisseurs, vaincus, se retirent et vont faire d'autres tentatives ailleurs. Ceci explique les douleurs passagères et mobiles qu'on ressent ordinairement dans différentes parties du corps avant de souffrir définitivement d'un mal local.

108. Il me reste beaucoup de choses à dire sur toutes les manifestations de la maladie, sur le dérangement des fonctions physiologiques qu'elle occasionne, etc., enfin, sur le grave sujet de la médecine sortie du chaos; mais le cadre de cet opuscule ne me permet pas de m'étendre davantage aujourd'hui.

109. Je développerai ces matières dans d'autres circonstances, et je ferai mes efforts pour les rendre familières à tous les esprits guidés par le désir sincère de voir la vraie lumière sur la question si longtemps controversée de la santé et de la maladie.

110. Nous venons d'apprendre pourquoi et comment la maladie nous arrive. Voyons maintenant comment la nature s'y prend pour guérir : nous pourrons ensuite imiter la nature dans ses voies de guérison.

111. A cet effet, jetons à la hâte un regard rétrospectif sur une partie du chemin que nous venons de parcourir ; cette vue synoptique nous fera toucher du doigt la nouvelle lumière que j'essaye de jeter sur ce sujet. On voudra donc bien me pardonner quelques répétitions nécessaires à ma démonstration.

112. Nous avons vu que le sang reçoit les produits élaborés de la digestion ; qu'il fournit à lui seul tous les matériaux nécessaires à la formation des os, des chairs et des humeurs composant la totalité du corps humain, y compris tous les organes et tous les tissus ; que le sang, par ses transformations infinies, est l'agent universel de la vie ; que ce fluide précieux, venant à perdre sa pureté sous des influences contraires, fournit des matériaux mauvais pour l'entretien et le renouvellement des organes, dont le mauvais état dérange infailliblement l'équilibre des fonctions dans l'économie ; que cet équilibre rompu constitue l'état de maladie ;

113. Que le sang ne fournit pas seulement les matériaux nécessaires au renouvellement des chairs, des os et des tissus composant les organes ; mais que, de ses éléments inférieurs, il tire les humeurs indispensables au fonctionnement de ces mêmes organes, comme la salive, la bile, les larmes, les sécrétions muqueuses, la synovie, etc. ;

114. Que le jeu de la vie et le mouvement des organes usent toutes ces humeurs, qui vieillissent et deviennent impropres au service ; qu'il faut les renouveler comme on renouvelle la graisse d'un engrenage ; que, donnant avec raison à l'horloger une montre dérangée par la poussière, la rouille et la crasse des rouages, notre corps ne fonctionnant plus régulièrement pour des causes analogues, il faut, avec infiniment plus de raison, le soumettre à un nettoyage minutieux, pour débarrasser ses rouages infinis de la rouille et des humeurs épaissies qui encombrent le mouvement de la vie ;

115. Que c'est encore le sang qui se charge des matériaux usés de l'organisme et en débarrasse le corps par la circulation, qui les déverse aux déjections, aux urines et aux transpirations ; que les fonctions de la peau, des reins et des intestins sont si nécessaires, que de leur dérangement dépend toujours un trouble de la santé ; car les matières impures, n'étant plus éliminées, deviennent un levain de décomposition, altèrent le sang et le rendent impropre à la nutrition ;

116. Que la maladie, dans ses manifestations, est une lutte entre les ouvriers harmonieux de la vie et les agents de la mort.

117. Suivons maintenant la nature dans ses efforts pour se délivrer du mal ; voyons comment elle opère, quelle marche elle suit ; car, pour lui servir utilement d'auxiliaire au jour du danger, la vraie médecine doit imiter la nature, et n'avoir pas d'autre maître ni d'autre école.

118. Quand une maladie se termine favorablement et qu'on assiste à une guérison spontanée ou naturellement produite, on observe toujours, soit une transpiration abondante ou une émission d'urine chargée, soit une diarrhée ou un écoulement muqueux, soit des vomissements ou des évacuations de pus, de glaire et de bile, soit une éruption sur le corps ou des croûtes et des rougeurs, des boutons dits de fièvre sur les lèvres, etc. Ainsi, le rhume se termine par une expectoration plus ou moins abondante ; une attaque d'hystérie ou d'épilepsie, par un écoulement blanc ; un refroidissement, par une forte transpiration ; la rougeole, la variole, la petite vérole, par une puissante éruption cutanée ; tous les catarrhes, toutes les maladies muqueuses, par l'expulsion des mucosités ; les clous, les furoncles, les abcès, par suppuration ou résolution : mais, pour nous, la résolution est une suppuration interne, comme nous le verrons plus bas ; la jaunisse, par les évacuations de la bile ; une indigestion, par les vomissements ; les maladies de poitrine, par l'expectoration ; les maux de reins, par les urines épaisses. Je ne parle pas des plaies et ulcères, qui sont des émonctoires que la nature met à profit pour débarrasser le corps des humeurs qui l'encombrent. Cela est si vrai qu'il y a danger à les supprimer si l'on n'a pas le soin de donner un autre cours à ces humeurs et de les expulser, sous peine de les voir causer les plus grands ravages dans les formes les plus variées.

119. Comme la nature est un grand maître et nous donne un bel enseignement quand nous nous en rapprochons avec l'abnégation de nous-même ! Pouvait-elle nous apprendre plus clairement que sa *voie de guérison*, c'est l'expulsion des humeurs corrompues et l'épuration permanente du corps par l'élimination ? Et n'est-il pas évident que la *médecine éliminative* est véritablement l'art de guérir enseigné par la nature ?

120. Qu'on ne vienne pas nous opposer les guérisons naturelles par résolution. La résolution n'est, elle-même, autre qu'une suppuration interne dont le produit passe par le canal lymphatique ou vaisseau de résorption, pour se rendre dans l'une des trois voies évacuatives : transpiratoires, urinaires ou intestinales.

121. La médecine éliminative est donc bien la base de la vraie médecine, de la médecine régénérée, puisqu'elle est une imitation exacte de la nature, son modèle accompli.

122. L'expérience confirme pleinement ce que le bon sens et la raison viennent de nous apprendre. Nous laisserons désormais à la pratique toute l'éloquence des faits pour persuader et convaincre.

II

La médecine naturelle est simplement une hygiène spéciale de la digestion et des fonctions de nutrition : *assimilation* et *élimination*.

123. Le sujet de ce chapitre a déjà reçu sa démonstration en partie dans l'exposé précédent.

124. Nous avons à dire que les agents *éliminateurs* et *assimilateurs* de la médecine naturelle n'ont rien de commun avec les remèdes *toxiques* de la médecine ordinaire, ni avec les médicaments de la pharmacie (1). Nous sortons entièrement du

(1) « Les médicaments ne se distinguent du poison que par la quantité et le mode d'administration. » (*Dictionnaire de médecine* de Nysten, 10e édition, 1855.)

cadre de la médecine et de la pharmacie classiques, et nous entrons en plein domaine d'une hygiène spéciale domestique, entourés des plantes *salubres* et souveraines qui croissent partout sous nos pas, dédaignées des docteurs et de la science.

125. Cette hygiène a pour objet de régulariser les fonctions de la nutrition, qui se réduit à deux phénomènes essentiels, la composition et la décomposition. En même temps que les parties s'approprient des matériaux nouveaux puisés dans les aliments, elles se débarrassent des molécules vieillies ou usées, de cette façon le corps se compose et se décompose incessamment. Il se recompose par *l'assimilation* des matériaux réparateurs; il se décompose par *l'élimination* des matériaux usés.

126. L'Assimilation et l'Élimination correspondent donc au double mouvement de composition et de décomposition. L'assimilation est l'acte organique par lequel l'aliment digéré s'unit et devient semblable aux parties vivantes du corps. L'élimination est l'acte organique par lequel les matériaux vieillis ou hors de service sont rejetés du corps par tous ses émonctoires naturels. De l'équilibre des fonctions assimilatrices et éliminatrices dépend la santé. Maintenir ou rétablir cet équilibre capital de la vie végétative, tel est le grand objet de la médecine naturelle dont les moyens sont bornés au rétablissement des fonctions digestives et nutritives, et rentrent par conséquent dans l'hygiène.

127. La médecine naturelle, telle que nous l'entendons ici dans un sens purement hygiénique, n'a pas de ressemblance avec la médecine classique, pas même en ce qui touche la purgation. La médecine naturelle a bien recours à des évacuations éliminatrices, mais ces évacuations n'ont de commun avec les purgations ordinaires que la forme et l'apparence. Leur principe diffère essentiellement. Les médecins purgent en *irritant* l'estomac et les voies digestives par une *dérivation* sur les muqueuses de ces viscères, à la manière d'un vésicatoire sur la peau. Leurs remèdes provoquent des *indigestions*, et, selon les patriciens classiques, les déjections alvines ne sont provoquées que par indigestions. Leur but aussi est de causer une perturbation empirique pour tâcher d'en faire sortir la guérison.

128. Le but de la médecine naturelle est diamétralement opposé. Elle se propose toujours au contraire de faire disparaître toute irritation ou inflammation des voies digestives. Ses remèdes n'irritent nullement, par conséquent. Ils sont digérés et provoquent les évacuations par suite d'un travail digestif, non par une action locale, mais par un travail effectué dans toutes les parties de l'économie et sur tous les chantiers de la nutrition.

129. En somme, les purgations de la médecine ordinaire fatiguent, enflamment et troublent l'économie vivante; celles de la médecine naturelle ou hygiène éliminative la reposent, la rafraîchissent, et rétablissent l'équilibre de ses fonctions.

130. Il importe donc essentiellement de ne pas confondre ces deux pratiques, qui se ressemblent dans la forme, mais qui diffèrent entièrement dans leurs résultats.

131. Ces différences de résultats ne proviennent, comme on le verra dans la suite de ce chapitre, que de la méthode.

132. La médecine classique n'a conservé qu'une tradition dégénérée du dogme fondamental de l'art de guérir, mais elle a perdu la vraie notion de ce dogme; il ne lui reste plus qu'un rite dénaturé. Les pratiques détournées de leur signification et de leur but primitif ne servent qu'à faire méconnaître et à obscurcir de plus en plus le moyen fondamental et universel de guérison enseigné et suivi par la nature.

133. Une purgation, pour la médecine classique, est l'administration d'un purgatif accompagné de débilitants, répétée une ou deux fois, rarement plus, dans le cours de certaines maladies. Elle est considérée avec raison comme un moyen accessoire et incertain de guérison par ceux qui l'ordonnent. J'ajoute que, loin d'être utile, elle est souvent même fort dangereuse dans les circonstances dont on l'entoure. Nous avons déjà dit comment et pourquoi; voici un exemple qui complétera l'intelligence de la question.

134. A l'âge de vingt ans, on me prescrivit 30 grammes de teinture purgative du Codex. Il me survint une inflammation intense. On me fit prendre des boissons acidulées, tempérantes, pour apaiser l'irritation. On verra plus loin que ces boissons figent dans le corps les humeurs dont la sortie seule peut soulager. J'éprouvai des coliques affreuses, dont les effets se firent sentir pendant dix-huit ans. Ce fait donne une idée des dangers de la purgation comme elle est pratiquée dans la médecine ordinaire. Dès lors, je professai une grande terreur pour les purgatifs drastiques, et je me demandai souvent à quoi des remèdes si dangereux pouvaient être utiles. Je partageais alors, au plus haut point, l'opinion de l'unanimité de mes confrères médecins et pharmaciens sur le mérite de cette classe de remèdes incendiaires, portant avec eux le feu et la souffrance sur les viscères qui reçoivent leur approche corrosive. Je regardais mes douleurs comme les effets d'une brûlure produite sur les intestins par la teinture purgative du Codex. Je partageais l'opinion commune des médecins, qui considèrent la purgation comme une *irritation locale,* artificiellement produite par le remède purgatif sur les muqueuses stomacales et intestinales, à l'effet d'y appeler une fluxion, en vertu de l'adage : *Ubi dolor, ibi fluxus.*

135. Je ne voyais alors qu'une force explosible et dangereuse dans des agents héroïques dont la force domptée et dirigée par une méthode rationnelle conduit l'humanité au port du salut. Tout le secret est de les combiner pour leur donner une direction utile. Ce secret, heureusement, sera bientôt celui de tout le monde.

136. Qu'importe que les récipients condensateurs aient volé en éclats dans les mains encore novices des premiers dompteurs de la vapeur. Aujourd'hui que cette force maîtrisée abrége les distances, agrandit la vie, j'ai hâte de jouir de ce beau présent, et c'est avec quiétude que je me confie à la vapeur d'un train.

137. Je vais tâcher d'expliquer comment, aidé de la pratique isolée de nombreux médecins qui m'ont servi d'expérimentateurs à leur insu, je suis parvenu à dompter la force motrice dans l'art de guérir ; car nous pouvons dire aujourd'hui que nous guérissons à toute vapeur.

138. Contrairement à l'opinion professée dans les écoles, les agents thérapeutiques dits évacuants, habilement combinés avec les dépuratifs, ne causent pas par eux-mêmes, sur les muqueuses, la plus petite irritation locale, *laquelle irritation ou réaction inflammatoire est toujours produite par la présence des humeurs, plus ou moins caustiques et irritantes, amenées par le remède de tous les points de l'organisme.*

139. Ce fait, si insignifiant en apparence, ayant été bien établi, est devenu toute une révélation.

140. En effet, il renfermait tout un programme. Pour faire disparaître l'irritation consécutive à l'administration si salutaire des drastiques, il ne s'agissait plus que de prolonger leur emploi jusqu'à ce qu'il ne reste plus d'humeurs corrosives dans le corps. Or, l'expérience confirme pleinement cette déduction logique. Pour revenir à l'exemple cité plus haut, la maladie chronique qui m'avait été causée par la purgation classique disparut entièrement en quelques mois par l'usage de la médecine naturelle éliminative. Ainsi, il est établi par ce fait et par d'autres faits innombrables et analogues que des purgations répétées, produites avec des agents appropriés alternant avec des dépuratifs, et soutenues par un régime fortifiant, il est établi que ces agents combinés, auxquels j'ai donné le nom d'évacuations éliminatrices, loin de causer une irritation de l'estomac ou des intestins, finissent, au contraire, par faire disparaître les irritations et les inflammations préexistantes. Cette pratique est si heureusement efficace, qu'en faisant disparaître la cause du mal, elle le guérit *sûrement* et radicalement, à la seule condition qu'il n'y ait pas d'organes lésés et que les ressorts de l'existence organique ne soient pas usés.

141. Pouvait-on jamais arriver à une solution plus consolante pour ceux qui souffrent, et qui ont épuisé l'arsenal pharmaceutique sans trouver une guérison ou même quelquefois un soulagement à leurs maux ? Aussi, est-ce pour moi un devoir impérieux, devoir bien doux à remplir, d'apprendre à tous cette bonne nouvelle, de la vulgariser et de la rendre familière à tous ceux qui seront assez heureux et assez bien avisés pour ne pas fermer systématiquement les yeux à l'évidence.

142. Dans l'exemple précité, sans parler de la confection rudimentaire du purgatif administré, les douleurs ressenties si longtemps avaient été déterminées, non par une action irritante du purgatif, comme je l'avais cru un temps, mais par la présence des humeurs âcres détachées des profondeurs de l'organisme par la teinture purgative du Codex. L'évacuation des humeurs n'étant pas suffisamment continuée, elles s'attachent et se dessèchent sur les muqueuses, et deviennent la cause directe de nombreuses affections si faussement attribuées à l'action immédiate du remède, et notamment des inflammations internes.

143. Ainsi, l'action des remèdes évacuants actifs, si longtemps redoutée, parce qu'on la connaissait mal et qu'on ne savait pas lui donner une direction, est aujourd'hui pour nous l'agent soumis et inoffensif qui anéantit la maladie et rétablit partout, sur son passage, la santé et la vie.

144. On a déjà compris en partie comment et pourquoi la purgation, comme elle est pratiquée par la médecine classique, est souvent dangereuse. Outre les dangers bien manifestes résultant de la brusque cessation d'un remède purgatif, le régime qui accompagne la purgation vient encore les aggraver. En effet, on prend du bouillon débilitant aux herbes, des boissons acidulées pour *rafraîchir* le corps, mais en réalité pour neutraliser l'action brûlante des humeurs et les faire tolérer par le corps, qui en conserve fâcheusement la plus grande partie au lieu de les expulser sans résidus. Mais le corps n'est réellement rafraîchi que par la soustraction complète des humeurs; de plus, ce régime débilitant enlève à l'organisme la force de s'en débarrasser.

145. Jusqu'ici on n'avait pas assez bien compris que, pour attaquer victorieusement le foyer des humeurs corrompues, source intarissable de nos maladies, il faut, non pas recourir à quelques purgations isolées, souvent dangereuses, mais à une série combinée d'évacuations éliminatives, à l'aide de préparations judicieusement faites et d'un régime confortable.

146. Les plantes ou leurs sucs concentrés et les instructions sur leurs doses, leur mode d'administration et leurs caractères respectifs, seront mentionnés plus loin.

147. Je vais tâcher de donner une idée de l'action des remèdes éliminateurs dépuratifs sur les fonctions organiques, pour expliquer par quel mécanisme ils opèrent leur travail d'épuration.

148. Leur action principale est de *dissoudre les éléments morbifiques* répandus dans l'économie, pour les faire rentrer dans la circulation et les éliminer ensuite.

149. Ils stimulent lentement, et sans secousse violente, les organes dans leurs fonctions; ils favorisent la circulation et activent le mouvement de toutes les humeurs. Cette suractivité se porte particulièrement sur les organes sécréteurs naturels, le foie, les reins, la peau, les glandes salivaires, les séreuses, les muqueuses. La bile, l'urine, la sueur, la salive, les sérosités synoviales, les mucosités, etc., sont produites en plus grande abondance et sont en partie éliminées du corps par une élaboration soutenue, mais peu sensible à une vue superficielle, ou bien elles sont utilisées à des fonctions secondaires, et accélèrent les mouvements du corps, comme l'huile aux rouages d'une machine. Comme c'est le sang qui fournit tous ces produits usés ou secondaires, et qu'il les tire de ses éléments inférieurs ou impropres à de nouveaux services, il résulte de cette stimulation générale et spéciale de la vie organique une *dépuration* ou le partage de la masse du sang en ses éléments nuisibles et inférieurs, et en ses éléments purs.

150. On voit que ce travail physiologique seconde la nature dans ses voies de guérison, et qu'il constitue réellement une médecine naturelle. C'est par ces mêmes voies, en effet, que la nature, réduite à ses seules forces, lutte contre le mal avec des efforts quelquefois prodigieux, et rend la santé victorieuse après avoir terrassé son ennemi et l'avoir expulsé sous la forme de transpirations abondantes, d'urines chargées, d'évacuations alvines, d'écoulements muqueux, en d'autres termes, à la suite de réactions provoquées par les dépuratifs assimilateurs et apaisées par les évacuatifs éliminateurs. Nous l'avons déjà remarqué, les crises hystériques, épileptiques, les convulsions, cessent à la suite d'écoulements blancs; un mal de gorge est arrêté par une transpiration; la toux, par l'expectoration; un mal de reins, par des urines chargées; la rougeole, par une éruption à la peau, etc. La maladie, sous ses mille formes, qui prend un nom selon l'organe affecté, et qui, au fond, est toujours la même maladie, n'est jamais complétement guérie sans une de ces évacuations solides, liquides ou vaporeuses.

151. Nous pouvons donc heureusement éviter à la nature ces crises redoutables, ces luttes terribles dans lesquelles le mal reste trop souvent victorieux, au point d'étendre prématurément sur la vie son empire de mort. Ces crises et ces luttes sont les suites du travail dépuratif du sang arrêté dans sa marche par nos imprudences et nos excès. Mais si nous prêtons à la puissance organisatrice et médicatrice de la vie le secours des agents dépuratifs et évacuants éliminateurs, de manière à contre-balancer les excès de nos passions, nous revenons à l'équilibre de la santé.

152. Nous avons montré l'action des dépuratifs

assimilateurs sur l'économie. Les purgatifs éliminateurs débarrassent sur-le-champ, par des déjections réitérées, le tube digestif alimentaire et les voies infinies de la nutrition de tous les produits accumulés des sécrétions suractivées, et surtout des germes et ferments de la maladie *dissous* par les dépuratifs.

153. L'emploi des dépuratifs doit donc précéder celui des évacuants, parce que les premiers préparent les voies aux seconds.

154. C'est devant le bon sens et la logique de la médecine naturelle que nous laisserons l'explication surannée qui montre les purgatifs comme *irritant et râclant* les parois de l'estomac et des intestins pour les débarrasser des humeurs, après y avoir porté le trouble par une indigestion.

155. Double erreur, comme nous l'avons fait voir. En effet, les remèdes purgatifs sont *digérés*, passent dans le torrent de la circulation, et ne causent point une irritation par eux-mêmes. Ce sont bien les humeurs, détachées par le purgatif, qui irritent par leur présence les viscères qui les rendent aux déjections. Ces humeurs brûlantes et caustiques n'étant que partiellement expulsées par quelques purgations, le purgatif paraît irritant, mais, en réalité, c'est la présence et la persistance des humeurs dans les viscères qui sont la cause de l'irritation. Vous avez la preuve de ce fait dans la disparition complète de l'irritation à la suite d'évacuations réitérées par l'emploi persistant des agents évacuatifs de la médecine éliminative.

156. Il n'y a que le mode vicieux d'administration des purgatifs par la médecine classique qui rende ces derniers irritants, comme nous l'avons déjà vu.

157. Je le dis bien haut, avec la conviction la plus profonde, embrassez hardiment la médecine éliminative, pratiquez-la en vous rendant compte de toute chose, vous passez bien vite médecin de votre famille, et vous voyez bientôt disparaître le cortége affligeant des maladies. Par elle, vous n'endormez pas le mal, vous le chassez ; par elle, vous ne *blanchissez* pas la maladie, vous la guérissez radicalement ; par elle, vous ne coupez pas simplement à fleur de terre les orties ou les chardons de votre champ, vous les arrachez avec la racine.

III

De la vertu des plantes *fraîches* dépuratives, alimentaires. — Les forces médicatrices de la nature siègent dans les fonctions de digestion et de nutrition. — Les préparations des sucs de plantes qui composent le traitement naturel sont essentiellement assimilatrices ou éliminatrices.

158. La végétation qui anime la surface de la terre est le réservoir immense de la vie de l'animalité.

159. Le règne animal procède du règne végétal. La vie organique ou végétative de l'homme est simplement une addition multiple de la vie des végétaux, mais épurée par des digestions.

160. La nature qui crée ainsi la vie animale avec la vie végétale, toujours admirable dans la simplicité de ses moyens, l'entretien et la guérit aussi avec les mêmes éléments de vie et par les mêmes voies de l'alimentation.

161. Mais quand il s'agit de rétablir la santé altérée, la nature s'adresse à la vie végétative plus vigoureuse de la séve et des sucs d'une jeune végétation

162. Les voies digestives recevant ces fluides exubérants de vie réparatrice, ceux-ci, par leur puissante intervention dans les fonctions de nutrition, opèrent le travail de la guérison par l'élimination ou expulsion des causes du désordre organique et par l'assimilation activée des particules vitales alimentaires qui rétablissent les fonctions de l'économie.

163. Tous ces enseignements nous sont donnés par la nature. Nous en avons en nous-mêmes la réminiscence ou l'instinct. La saine raison nous les confirme. Ils trouvent leur sanction dans les faits. (Voir le chapitre *Enseignements de la nature dans ses voies et moyens de guérison.*)

164. Les plantes traitées en pleine séve offrent une exubérance de vie végétative condensée dans nos préparations par la concentration de leurs sucs. C'est cette entité végétale vivifiante contenue et conservée dans les préparations spéciales, transmise par la digestion à l'économie végétative appauvrie de l'homme malade, qui fait faire des prodiges à la nature médicatrice, laquelle a seule réellement le pouvoir de guérir.

165. On comprend comment les maladies, même invétérées et rebelles à la médecine légale, peuvent être guéries par l'emploi méthodique des principes si riches de vie de plantes fraîches.

166. C'est une grande leçon de médecine naturelle que les animaux, guidés par leur instinct infaillible, nous donnent en se guérissant avec des *herbes vertes* qui ne présentent à la *science* des écoles *aucune trace de propriétés* CURATIVES.

167. Bien plus, la plus vulgaire observation nous a appris que la nature trouve ses voies de guérison dans de simples sécrétions sans le concours d'aucune substance dite *médicinale* ou *toxique*.

168. Nous revenons enfin à comprendre que la nature guérit sans médicament ou drogue vénéneuse, et que ses moyens innocents, mais infaillibles, sont d'humbles plantes fraîches ou herbes vertes, c'est-à-dire *vivantes*.

169. En effet, la vie ne peut être donnée ou rendue que par ce qui est vivant, par une force organisatrice de la vie. Cette force primordiale réside dans la séve végétative des plantes, à laquelle la végétation de notre corps doit son organisation primitive. — Notre corps est plante avant d'être animal. C'est donc à la plante qu'il doit redemander la vie qui faiblit en lui, mais à la plante vivante et non à la plante morte.

170. Par quel travail s'exerce la vertu souveraine des plantes fraîches? Nous l'avons déjà indiqué : ces plantes agissent par le fait de leur puissance organisatrice de vie végétative, incompatible avec tout élément contraire à l'ordre et aux lois de la vie. La preuve en est dans l'état de pleine santé qui ne souffre rien d'inutile ni d'impur, et qui expulse tout principe étranger à l'économie vivante par la voie des sécrétions et des excrétions.

171. Mais que les forces de la vie faiblissent, soudain les sécrétions se ralentissent, les éliminations s'arrêtent, les matières mortes ou contraires aux lois de la vie s'accumulent, les organes ne fonctionnent plus avec régularité, l'équilibre est rompu : c'est la maladie déclarée.

172. Que faut-il faire? Naturellement rendre au principe vital sa force végétative, utilisante et expulsive des matières qui paralysent la vie. Cette force, nous la puisons dans le réservoir intarissable des plantes fraîches, récoltées en pleine vie.

173. Par leur mode d'action sur l'économie, ces dernières remplissent-elles bien les vœux de la nature? C'est ce que nous allons démontrer en quelques mots.

174. Contrairement aux agents dangereux de la médecine officielle, les principes actifs des plantes alimentaires et dépuratives suivent toujours une direction commune vers un but commun, qui est la simple purification physiologique de toute l'économie, pour rétablir l'harmonie de ses lois et de ses fonctions.

175. Ces sucs ne sont donc pas et n'agissent pas comme des médicaments; ils rentrent dans l'hygiène alimentaire, ils sont à la fois condiment et aliment. En effet, ils sont *digérés* et réconfortent comme des aliments. C'est par les voies de la digestion et de la nutrition qu'ils exercent leur action dépurative et vivifiante, curative et préservatrice de toutes les maladies, sur tous les tempéraments et tous les systèmes, quel que soit le malade ou la maladie, absolument comme un repas confortable rend la force à tous les membres et à toutes les régions du corps débilités par la faim.

176. On retrouve l'image affaiblie de ce travail curatif dans l'action des plantes alimentaires et condimentaires bien connues : dans le cresson et le raifort, qui purifient le sang; la chicorée sauvage, qui ranime les forces digestives; les asperges, qui purgent par les urines; le cerfeuil qui est apéritif; la pimprenelle, qui fluidifie et remet en circulation les parcelles de matières arrêtées dans les vaisseaux; le pissenlit, qui fond les obstructions; le persil, qui résout les engorgements chroniques et active la sécrétion des glandes; l'anis, le fenouil, la coriandre, l'angélique, qui sont stomachiques et éliminent les gaz intestinaux; les pruneaux, qui sont laxatifs; le houblon, qui relève les constitutions atoniques, etc.

177. Toutes les propriétés de ces plantes réunies dans nos préparations spéciales et élevées à la plus haute puissance de vie végétative par l'addition étudiée d'espèces nombreuses et par la concentration de la sève et des sucs partiels réunis, apportent un tel surcroît d'activité vitale dans le travail digestif et dans la nutrition que l'appétit est augmenté, que la digestion est plus facile, que le mouvement de tous les fluides est activé, que les humeurs se fluidifient, que les germes et matériaux des maladies se désagrégent, se dissolvent pour rentrer dans le torrent de la circulation, et enfin être éliminées. — Le sang ainsi purifié se régénère; ensuite, par l'assimilation complète de bons aliments, il part vivifier toutes les régions du corps, auquel il rend la vigueur et la santé comme un air pur et vif ranime un convalescent.

178. C'est donc bien la nature qui trouve aide et secours dans l'emploi méthodique des plantes et herbes fraîches pour nous guérir selon ses vœux, dans les fonctions mêmes de digestion et de nutrition, où siégent les forces médicatrices de la nature.

IV

Résumé de la doctrine. — Considérations générales sur le traitement des maladies.

179. Nous avons démontré, dans l'exposé de la doctrine médicale naturelle, que le mal est un, comme la vie est une ;

180. Qu'il n'existe pas, en principe, deux natures de maladie, qu'il n'y en a qu'une ;

181. Que les matériaux usés du corps, venant à rentrer dans le sang, comme les égouts d'une grande ville dans le fleuve qui la traverse, le troublent, le vicient et l'altèrent ;

182. Que ces éléments impurs du sang, soit qu'ils circulent avec lui, soit qu'ils se déposent comme une vase sur le trajet de la circulation, deviennent la matrice et le réceptacle des agents de la maladie;

183. Que la maladie, véritable protée, apparaît sous mille formes et nuances, mais qu'au fond elle est la même;

184. Que toutes les manifestations de la maladie, variables pour chaque organe ou pour chaque partie d'organe, ont reçu de la science des noms innombrables et plus ou moins contradictoires sans profit aucun pour l'art de guérir;

185. Que la maladie est l'œuvre de petits êtres vivants, moyens, petits et infiniment petits, intelligents, exécuteurs du mal et désorganisateurs de la vie;

186. Que ces agents de la maladie ne peuvent naître que dans les humeurs viciées, et qu'ils périssent dès qu'ils n'ont plus l'appui de ces foyers de corruption;

187. Que la lutte engagée entre les agents de la vie et les artisans de la mort se manifeste par l'irritation ou l'inflammation à tous les degrés;

188. Que l'irritation est effet et non cause de la maladie, et qu'ainsi elle peut varier à l'infini dans la forme, la cause, au fond, restant invariable;

189. Que devant l'unité de maladie et l'unité de cause, nous arrivons à l'unité de traitement, nous trouvant placés dans les conditions d'avoir au fond la même maladie à traiter.

190. Nous arrivons aussi à cette consolante et

bien utile conclusion : que l'art si compliqué du diagnostic, montré dès hauteurs de la science comme inacessible au vulgaire, se trouve déchu de l'usurpation d'une importance factice; et que les seules observations du simple bon sens pouvant désormais aborder la vraie science médicale mise à la portée de toutes les intelligences, sauront bien trouver des indications moins compliquées de traitement, pour arriver plus sûrement à la guérison.

191. En effet, à quoi servent les complications inextricables du diagnostic? Où aboutissent ces distinctions infinies dans les mille nuances de la maladie? Pourquoi faire autant de maladies spéciales qu'elle affecte de formes? Tous ces détours éloignent du but au lieu d'y conduire, et n'aboutissent qu'à la confusion. Mais la plus vive clarté apparaît dès que ces mille prétendues maladies sont à nos yeux les attaques modifiées du même mal, ou, en d'autres termes, mille blessures diverses faites par un même monstre.

192. Attaquons directement le monstre, et commençons par l'expulser : nous n'aurons plus à nous occuper ni de ses égratignures, ni de ses morsures plus ou moins profondes, ni de ses terribles anneaux, ni de sa langue vénéneuse, ni de son souffle empoisonné. Pourquoi laisser vivre cette bête féroce dans la cage du corps humain? Donc, ne perdons pas notre temps à lui rogner les griffes, à lui limer les dents : les dents et les griffres repoussent;

mais quand on l'a bien expulsé, on n'a plus rien à craindre de lui, et on n'a plus besoin de gardiens pour l'empêcher de mordre et de nous dévorer, ou pour pallier les blessures qu'il continue de nous faire par une médecine de symptômes.

193. La maladie existe : voilà tout le diagnostic. Pour l'anéantir, nos moyens d'attaque sont trouvés : nous savons qu'elle ne peut exister sans la pourriture de nos humeurs, qui en forment l'aliment et le réceptacle. Privons-la de cette nourriture nécessaire par les évacuants et les dépuratifs éliminateurs. Proportionnons le remède à l'intensité de la maladie et à la force du malade, adaptons-le à notre état. Voilà toute la médecine.

194. Si de temps en temps nous épurons la masse du sang et des humeurs, nous préviendrons à coup sûr le germe du mal, et nous en détruirons l'incubation.

195. Si nous n'avons pas observé cette mesure préventive, et que le mal vienne à éclore, ne perdons pas de temps, ne prenons conseil que de nous-même; recourons à la médication éliminatrice : non-seulement nous tuerons le mal à sa naissance, mais nous enlèverons encore les germes qui peuvent le reproduire.

196. Si, par malheur, nous avons été forcés de vivre quelque temps avec la maladie déclarée, et qu'elle ait pu déjà exercer des ravages sur des parties du corps, aller d'un point à l'autre, voyager d'un organe à un autre organe, se retirer, puis revenir avec un redoublement de force, les parties visitées par le mal, ou endommagées par le monstre vivant en nous, demanderont, concurremment avec le traitement général de la médication assimilatrice et éliminatrice, un traitement local approprié.

197. Devant la souveraine puissance de la nouvelle médication, j'ai souvent entendu dire que la médecine palliative ou médecine des symptômes, avec son cortége de médicaments, devenait superflue. Cela est vrai, excepté pour les affections *locales* invétérées, résistant, ce qui est rare, à l'action générale du traitement naturel.

198. Mais sitôt que la médecine naturelle sera vulgarisée ;

199. Que la prédisposition aux maladies n'existera plus ;

199 *bis*. Que notre corps ne portera plus le germe mminent de la maladie, qui ne pourra plus éclore ;

200. Que les maladies aiguës, privées du germe de l'incubation, et les maladies chroniques, auront perdu jusqu'à leur souvenir, j'ai la ferme conviction que l'art de guérir, infiniment simplifié, se réduira à quelques dépuratifs éliminatoires.

201. Je ne dis rien ici des maladies causées par accident et par blessures, qui demandent les soins de la chirurgie. Il n'a pu être question, dans ce petit ouvrage, que de la médecine proprement dite.

V

La médecine naturelle attestée par des guérisons sans exemple dès les premiers jours de sa révélation.

202. L'expérience confirme chaque jour davantage ce que le bon sens nous a appris dans le cours de ce petit ouvrage.

203. Si nous remontons à des époques antérieures, nous trouvons déjà des faits précurseurs de la consolante vérité du problème de la santé enfin résolu. Les hommes qui ont pratiqué, à leur insu, quelques principes épars de la médecine éliminative, sous les diverses dénominations de médication dépurative, médecine évacuante, médecine universelle, traitement dépuratif, traitement purgatif, etc., ont tous, malgré les abus de leurs prétentions à remplacer l'unité par la fraction, obtenu une certaine vogue populaire, justifiée par des guérisons impossibles par la médecine classique. Mais ces guérisons, obtenues sur un champ sans culture, par le savoir étroit, exclusif de la division, et éclairé des simples lueurs disséminées de la vraie médecine, n'étaient que les fruits âpres d'une végétation encore sauvage. La médecine naturelle est la greffe entée sur tous ces sauvageons, qui produira pour toute l'humanité les fruits suaves d'une pleine santé.

204. Pendant que j'ai écrit ce livre, bien que retiré à la campagne, j'ai eu la satisfaction, comme par un fait providentiel, de voir la confirmation, jour par jour, de toutes les vérités qu'il résume.

205. Ma demeure, dans la riante et riche vallée de Pontvoisin, que j'avais choisie à cause de son isolement, s'est trouvée, bien contre mon attente, journellement envahie par les malades des pays voisins de plusieurs lieues à la ronde.

206. La plupart de ces malades avaient épuisé la science de leur médecin. J'avoue que j'ai été étonné du résultat obtenu sur ces malades par les traitements de la médecine éliminative. Dans le cours de quelques semaines que j'ai mis à terminer ce petit ouvrage, il m'est venu cent soixante-quinze malades. Je les ai ramenés à la santé comme par enchantement. Il s'est présenté les cas les plus variés, des maladies chroniques les plus anciennes, et des affections de la plus haute gravité. Sur le nombre des malades qui sont venus, une femme de soixante ans n'a pu être guérie, parce qu'elle avait le foie entièrement décomposé. Une jeune fille a succombé à la fièvre typhoïde, parce que le médecin, appelé sur mon abstention de me rendre près de la malade, a fait interrompre le traitement de la médecine éliminative qui devait la sauver (1). Un hommes de soixante-trois ans ne se guérira pas, parce qu'une tumeur cancéreuse du pylore ne peut permettre de le sauver. Voilà les trois exceptions sur cent soixante-quinze malades qui sont venus me demander la santé dans ma retraite, sur le seul bruit de ces guérisons.

207. Enfin, pour être complétement exact, j'ajoute que six malades continuent leur traitement (depuis trois mois) et sont tous en voie de bonne guérison.

208. Les espérances que fait naître l'art de

(1) Je ne suis pas médecin de par la Faculté, et il ne peut me convenir de faire des visites chez les malades. Sur mon refus d'aller en qualité de médecin chez une jeune malade, sa mère fit appeler, à regret, le médecin. Celui-ci, déjà fort ombragé des succès de la nouvelle médecine, eut hâte de la proscrire, improvisa un traitement à sa façon, fit appliquer des sangsues qui causèrent une abondante perte de sang, et la malheureuse jeune fille, épuisée, succomba quelques heures après. Si la loi m'avait donné le droit de la sauver, je n'aurais pas laissé au médecin celui de la rendre victime, pour le moins, de son ignorance.

guérir, véritablement régénéré, ne doivent pas dépasser les limites de la réalité. Pour espérer une guérison, il ne faut pas que des organes essentiels à l'existence soient lésés, ni que les sources de la vie soient épuisées par l'âge, par trop de privations, par la diète et les saignées. Hors ces cas, on peut avoir la **CERTITUDE** d'arriver à une guérison par la médecine éliminative. Il ne faut pour cela que persévérance dans les traitements et exactitude dans le régime.

209. Depuis que ce chapitre est écrit, des médecins constitués en association, ombragés par mes succès, se sont chargés eux-mêmes de les rendre authentiques en me demandant devant la justice des indemnités pour le préjudice que je leur causais en traitant leurs malades, en déclarant que j'en avais guéri plus de six à sept cents en peu de temps. Ce procès est rapporté dans les premières éditions de ce livre.

VI

Réflexions sur l'avénement de la médecine naturelle. — Demander l'avis de certains médecins sur la médecine naturelle, c'est demander à un aveugle son opinion sur les couleurs.

210. Il est bien vrai que la médecine si simple de la nature, rendue à la famille, donne pouvoir à l'humanité de secouer pour toujours le joug de la maladie et de briser enfin ses chaînes de douleurs.

211. C'est la force seule de l'habitude qui nous a fait longtemps considérer la maladie comme un mal inévitable, comme un attribut forcé de l'homme, comme une nécessité fatale. Dieu pouvait-il nous rendre les éternelles victimes de la maladie, quand celle-ci est une violation des lois de la vie, œuvre même de Dieu ?

212. Non, la maladie n'est pas un mal inévitable, inhérent à notre nature. C'est le fait monstrueux d'une civilisation barbare et ignorante, qui doit disparaître entièrement des flancs de l'humanité, comme disparaissent les bêtes féroces des contrées sauvages, à mesure que l'homme s'y établit en société.

213. Si la maladie, ravisseur de nos droits à la santé, a perpétué jusqu'à nous une usurpation qui rappelle simplement pour l'humanité son inexpérience de la matière et des éléments, la faute vient de plusieurs de ceux qui avaient été envoyés pour nous en délivrer plus tôt, et qui en sont devenus les complices.

214. Et ces hommes égarés avaient jeté sur nous un voile si épais d'ignorance, que nous avions perdu jusqu'aux dernières traces de la nature prévoyante dans ses voies et moyens infaillibles de guérison, sur lesquels ils s'appliquaient à déverser le ridicule et le mépris avec une sorte de fureur. Résignés, nous subissions sans nous plaindre les angoisses et les tortures du mal, avec lequel il fallait fatalement vivre et mourir dans les déchirements et les séparations prématurées de la famille. C'était bien le règne de Satan. Et nous étions comme un peuple tombé dans l'imbécillité, abruti par une longue tyrannie.

215. Oui, bon nombre de médecins, ces prêtres du corps, dépositaires de l'art divin, surtout les princes de la science qui ont marqué leur époque par l'éclat du génie ou de l'érudition, au lieu de venir tarir la source de nos maux, se sont rendus les complices de la maladie.

216. Au dépôt sacré de l'art si simple de guérir qu'ils avaient reçu, ils ont substitué le chaos de leur science orgueilleuse ; et, dans le culte de cette fausse divinité, ils se sont placés eux-mêmes sur l'autel pour recevoir l'encens de l'ignorance des gens du monde crédules, soumis et jugés incapables par ces demi-dieux d'atteindre jamais les hauteurs de l'enseignement officiel.

217. Ah ! si tout le monde voyait le mal causé par l'orgueil et l'aveuglement de ces propagateurs de l'erreur, et tout le bien qu'ils auraient pu faire et qu'ils n'ont pas fait !... Quelle grande et profonde plaie sociale !... C'est seulement en nous instruisant et en nous débarrassant de nos préjugés que nous pouvons la guérir.

218. C'est pour marcher vers ce but que notre entreprise a pour objet de faire reconnaître aux gens du monde la véritable médecine de la nature, perdue dans le chaos de la science classique, et retrouvée par le simple bon sens ; de faire rentrer dans l'éducation domestique l'art si simple et si naturel de se guérir soi-même avec certitude.

219. Malades et valétudinaires des villes et des

campagnes, quittez les préjugés et les erreurs funestes de la médecine ordinaire qui entretient, prolonge et vous prépare de mortelles maladies. Ouvrez les yeux à la lumière qui vous arrive. C'est l'heure, pour ceux qui souffrent, d'un réveil salutaire. Reconnaissez vous-mêmes, vous le pouvez avec le seul bon sens commun, que la maladie n'est plus un mystère, ni la guérison un problème insoluble, et vous réaliserez de longues espérances perdues en vous rendant vous-mêmes la santé.

220. Peuples, prêtez toute votre attention et votre intelligence à la vérité ; il y va de votre intérêt le plus cher : la santé et la vie. Soulevez par votre instruction le noir bandeau qui cache encore à vos yeux la médecine consolatrice de la nature, si simple, si limpide, et vous comprendrez que la médecine homicide des systèmes vous décime, qu'elle fait de vous une immense pépinière de malades.

221. Rome a eu bien raison, durant six siècles, d'interdire aux médecins l'entrée de ses murs.

222. Le réveil a déjà lieu heureusement. Notre époque est féconde en longs efforts de l'humanité pour secouer la plus funeste indifférence.

223. En effet, l'enseignement de la médecine quitte déjà la chaire des facultés pour rentrer dans le sanctuaire de la famille. L'art de guérir se dégage du dédale de la science conjecturale et se simplifie pour s'adapter au sentiment éclairé de notre conservation personnelle. Chacun devient le médecin de soi-même pour conserver ou rétablir la santé avec des plantes souveraines, comme on entretient la vie avec des aliments.

224. Telle est la révolution médicale préparée par le travail des siècles, et devenue le grand objet de cette œuvre de vérité et de délivrance.

225. Si je me suis élevé avec quelque véhémence contre le corps médical, au spectacle accusateur et navrant de l'humanité entière, dont en moyenne quatre personnes sur cinq sont privées d'une bonne santé, je ne puis y comprendre ceux des médecins qui transmettent ou pratiquent de bonne foi et avec sincérité la science telle qu'ils la tiennent de l'autorité de leurs maîtres.

226. Mais plusieurs travaillent à replacer la lumière sous le boisseau et à nuire par tous les moyens à l'audacieux qui a arraché le voile du temple. Cet audacieux ne les craint pas (1) ; il remplit son devoir envers l'humanité, qui n'est pas faite pour être exploitée, mais pour être servie.

(1) On ne pourrait se faire une idée des persécutions sourdes et détournées dont l'auteur a été l'objet depuis quelques années. Mais elles ne l'ont pas écarté un instant de son but, qui est enfin atteint, grâces à Dieu et aussi grâces à ces persécutions inconcevables! Il ne faut donc pas en vouloir à leurs malheureux instigateurs, ni à leurs aveugles complices. Aujourd'hui, la lumière est faite! le triomphe de la vérité souveraine est assuré.

227. Que les gens du monde n'oublient pas que s'ils sont étrangers à la nouvelle tour de Babel et à la nouvelle confusion des langues de la médecine des docteurs, ils portent en eux toutes les conditions de la médecine naturelle qui ne demande qu'une instruction élémentaire pour former des médecins infaillibles.

228. Des personnes, oubliant qu'elles sont elles-mêmes les meilleurs juges en ces matières d'éducation toute domestique, veulent s'en rapporter à l'opinion de leur médecin sur la vérité dont nous avons tous reçu le dépôt, parce qu'il jugera mieux, selon elles, sur des matières à lui connues. Erreur ! trois fois erreur !

229. C'est des médecins que l'Écriture semble avoir voulu dire : « Ils ont des yeux, et ne voient pas ; ils ont des oreilles, et n'entendent pas. »

230. C'est la fausse application de la chimie et d'autres sciences matérielles à la médecine, par l'assimilation des propriétés de la matière inerte aux phénomènes de la vie, qui a donné à la science médicale classique son tempérament de l'erreur passé dans la constitution des médecins, dont les jugements incertains ne sont plus les nôtres ; constitution morbide, moralement parlant, qui les rend sourds au langage de la nature vivante, et aveugles devant le spectacle animé où nous trouvons nos enseignements véridiques.

231. Par exemple, nous sommes en pleine campagne où croissent et vivent nos innocentes et salutaires plantes. La forme des feuilles, la couleur des fleurs, leur physionomie, leur goût et leur arome variés nous parlent et nous montrent, dans chaque espèce, des propriétés particulières, des vertus spéciales, comme l'âme qui anime chaque être a son caractère propre.

232. Survient le médecin *savant*. Sera-t-il sensible à ce langage de la nature ? Nullement ; il ne tiendra aucun compte de la vie qui anime ces plantes ; il les soumettra tour à tour au creuset de l'analyse, et il retirera de chacune les mêmes principes matériels, preuve évidente pour lui qu'elles n'ont aucune propriété particulière ou spéciale, puisque la chimie n'y a trouvé aucune trace qui les différencie. Malheureusement, notre savant oublie qu'il opère sur la nature morte et qu'il ne peut constater la vie, qui échappe à ses grossiers appareils. C'est toujours l'histoire du chirurgien qui affirme que l'homme n'a pas d'âme, parce qu'il ne l'a jamais trouvée dans ses dissections sous le scalpel.

233. Le sens commun finit toujours par perdre ses droits devant ce culte aveugle de la matière. Les médecins, n'étant plus les interprètes de la nature, vont jusqu'à nier la maladie qui ne leur fournit pas de preuves matérielles de son existence. C'est ainsi qu'ils traitent d'imaginaires de pauvres malades qui n'osent plus dire qu'ils souffrent. Le principe de la maladie n'est-il pas subtil comme celui de la vie? et ne suffit-il pas qu'il se manifeste, même sous les formes les plus abstraites d'une imagination timorée, pour reconnaître qu'il existe? Soyez persuadé que ces frayeurs sont toujours un avertissement des sentinelles gardiennes de la vie, et qu'il faut y prendre garde.

234. La science classique des médecins n'opère que sur la nature morte, et leur *langage savant* ignore la vraie vie. Habitués à tout voir à travers le faux prisme de la science matérialisée sans limites, ce serait donc une grande erreur que d'ériger les médecins en juges de la science vivante et fonctionnante de la nature. Les morts peuvent-ils juger les vivants?

235. Au contact des choses de la mort le cœur se glace, l'âme tombe peu à peu en léthargie et se retire à son insu du concert de la vie universelle : c'est la situation de la médecine des facultés et des académies.

236. Mais la vie dévolue à l'humanité ne baisse pas pour cela. Elle se retire souvent d'un point pour se reporter sur un autre. Lecteurs, elle frappe à la porte de votre esprit, ne lui en refusez pas l'entrée.

237. Que les hommes indépendants qui aiment, sentent et reconnaissent la vérité, répandent la lumière souveraine et servent de phares dans la nuit médicale où vivent encore plongées les masses!

238. Les temples de la vieille médecine resteront avec leurs dévots; mais la révolution médicale s'accomplira sous la voûte du ciel, à la face du soleil, avec l'aide de tous les hommes de progrès, de cœur et d'intelligence, et avec le concours des médecins de bonne volonté.

VII

L'une des plaies incurables de la vieille médecine. — La multiplicité et l'ignorance de la nature des maladies.

239. Les innombrables maladies qui assiégent le corps de l'homme sont autant de manifestations d'un même et seul état morbide, quelle que soit la variété de leurs appellations scientifiques.

240. J'ai précédemment démontré jusqu'à l'évidence que l'*unité de maladie* est l'expression finale de la vérité en médecine.

241. Je vais donner quelques nouvelles considérations à l'appui de cette grande et utile vérité.

242. Je ne remonterai pas ici à la cause des maladies, qui est primitivement toujours *une* aussi, comme je l'ai mis hors de doute ailleurs.

243. Il est clair que ne peuvent entrer dans le cadre de l'unité de cause, les maux causés par violence physique ou morale, par coups et blessures.

244. Arrivée au terme de son incubation dans la fermentation des humeurs viciées, on remarque que la maladie occasionne des symptômes généraux communs à tous ses débuts d'invasion; les différences de formes n'arrivent que secondairement, à partir du moment qu'elle quitte l'occupation vague de tout l'organisme, pour aller se fixer sur un point de l'économie vivante qui lui offre le plus de prise, en raison de sa faiblesse et de sa mauvaise constitution.

245. Ainsi la maladie qui vient d'éclore, et qui est toujours primitivement le même effet d'une même cause, reçoit, par exemple, les noms de : *ostéite*, *périostite*, *nécrose*, *exostose*, *ostéosarcome*, *spina-ventosa*, *ostéomalacie*, etc., si elle se fixe sur les os.

246. Si la maladie se fixe sur les articulations, sur les muscles, on la nomme : *arthrite*, *rhumatisme*, *torticolis*, *pleurodynie*, *lumbago*, *myosite*, etc.

247. Si la maladie se fixe dans le cerveau, on la nomme : *encéphalite*, *hydrocéphalite*, *migraine*, *chorée*, *méningite*, *arachnoïdite*, *cérébrite*, etc., etc.

248. Si elle se fixe dans les yeux, on la nomme : *conjonctivite*, *kératite*, *choroïdite*, *sclérotite*, *cristalloïdite*, *otinite*, *amaurose*, *hydrophthalmie*, *ambliopie*, *diplopie*, *héméralopie*, *nyctalopie*, *iritis*, *ophthalmie*, *pannus*, *ptérigion* , *onyx* , *hypopion* , *staphylome*, *taies*, *cataracte*, *mydriase*, etc.

249. La maladie, originairement la même, reçoit ainsi de la science des docteurs des appellations à l'infini, selon les organes ou les parties d'organe qu'elle y occupe. Représentez-vous maintenant chaque auteur de système donnant un nom nouveau de son cru à toutes ces fractions, à tous ces lambeaux de la maladie, et à peine aurez-vous une idée de la division qui règne aujourd'hui dans la science médicale.

250. Ces nomenclatures prolixes, et trop souvent contradictoires, sont inventées par les princes de la science pour signifier plus ou moins que toutes les formes et les manifestations de la maladie sont autant d'entités (1), autant de maladies d'une nature différente, ayant toutes une origine inconnue, et demandant des médications différentes.

251. Mais on a vu que ces innombrables maladies ont toutes une origine commune et sont toutes une seule et même maladie, se modifiant selon les parties du corps qu'elle va occuper, et se montrant

(1) Broussais n'admettait pas l'entité des maladies, mais il en rendait la vie elle-même l'auteur et la complice en les attribuant à une exagération ou à une perversion de la vitalité. La médecine dite *physiologique* n'était rien moins que la plus monstrueuse accusation contre la sainte et maternelle nature ! Son système était un assassinat permanent de l'humanité !

plus ou moins grave, selon l'état du malade et la partie visitée par le mal.

252. Cette vérité paraît dans tout son jour devant un fait qui se produit souvent. Il arrive qu'une maladie localisée change de place, va s'établir sur un autre point du corps, disparaît, revient ou se montre ailleurs. Vous avez, par exemple, un mal de tête qui se dissipe promptement; un rhume de cerveau lui succède qui disparaît de la même manière; survient un mal de gorge, puis un gros rhume, puis une fluxion de poitrine. Le médecin classique vous dira que vous avez eu une *céphalalgie*, un *coryza*, une *laryngite*, une *bronchite catarrhale* et une *pneumonie;* de là cinq médications différentes. Mais le gros bon sens nous dit, avec la *Médecine naturelle*, que la maladie vous a successivement passé par le cerveau, le nez, la gorge et la poitrine; et la raison nous prescrit la même médication pour *l'éliminer* avant qu'elle cause des ravages locaux.

253. Nous avons mis le doigt sur la plaie incurable de l'ancienne médecine. La malheureuse habitude de faire de toutes les formes et incidences de la maladie autant de maladies principales a jeté l'art de guérir dans une extrême confusion. On n'est d'accord sur rien; la divergence d'opinions est partout. Voulez-vous savoir où en est arrivée la *science*, même à l'endroit des maladies les plus communes? Parcourons un instant les galeries de l'art savant et prenons pour sujet d'étude, par exemple, la fièvre typhoïde. — Cette statue, encore à l'état d'ébauche, a déjà reçu à elle seule quatorze dénominations *scientifiques*; les voici :

Fièvre typhoïde.	Fièvre adynamique.
Fièvre putride.	Fièvre ataxique.
Fièvre bilieuse.	Gastro-entérite.
Fièvre muqueuse.	Entérite-folliculeuse.
Fièvre maligne.	Entéro-mésentérite.
Fièvre lente.	Dothinentérie.
Fièvre nerveuse.	Fièvre éruptive intestinale,

254. Des centaines de volumes ont été écrits sur cette terrible maladie pour aboutir aux traitements qui suivent. Afin de n'être pas taxé d'exagération, je copie textuellement ce passage d'un ouvrage estimé de médecine (*Anthropologie*, 4e édition; 1851, t. II, p. 356) :

« S'il est une chose à faire douter de la médecine, c'est la di- » vergence d'opinions à l'endroit de la nature et du traitement de » la fièvre typhoïde, car chaque auteur préconise une méthode » spéciale. Ceux qui considèrent la maladie comme une inflamma- » tion intestinale pure, emploient les saignées répétées ; ceux qui » voient en elle une sorte de fièvre éruptive, font une médecine » expectante, c'est-à-dire ne font que surveiller et diriger les ef- » forts de la nature. D'autres, se préoccupant de l'état adynamique, » placent leur confiance dans les toniques et les antiseptiques. » Ceux-ci préfèrent les purgatifs, parce qu'ils sont imbus des doc- » trines anciennes de l'humorisme, et que la première indication » pour eux est de combattre la putridité des liquides ; ceux-là » enfin emploient des moyens empiriques, tels que le sulfate de » quinine, les contre-stimulants. »

255. Je laisse au lecteur le soin de tirer lui-même ses conclusions, et j'ai hâte de sortir de ce dédale qu'on nomme la médecine officielle.

256. Cette science, étalée avec tant de faste,

aboutit enfin à un doute et à la plus incroyable divergence d'opinions sur le traitement de la maladie la plus vulgaire, dont on ignore encore la nature.

257. Laissons là cette confusion de langues et revenons vite à la doctrine si claire de la *Médecine éliminative naturelle,* qui nous enseigne, dans la langue du simple bon sens, et la nature et le traitement de la fièvre typhoïde. Sa nature, nous la connaissons : une grande infection d'humeurs putrides a causé la maladie, qui s'est fixée sur les intestins. Son traitement découle de cette connaissance *éliminez* la cause, l'effet disparaît.

258. Pour nous résumer, nous pouvons donc conclure encore une fois à l'unité de cause et à l'unité de maladie. Hors cette vérité fondamentale, on tourne dans le cercle vicieux du doute, de l'incertitude et de la confusion.

VIII

L'unité de maladie conduit à l'unité de médication.

259. Contrairement à la pratique conjecturale de la médecine ordinaire, toute pleine d'erreurs et de dangers, l'innocente médecine de la nature, si simple et si positive dans ses applications, permet de se traiter soi-même, la médecine naturelle étant simplement hygiénique.

260. En effet, avec l'unité de cause, l'unité de maladie et l'unité de médication, le traitement naturel général ne peut omettre aucune des conditions essentielles de guérison puisque toutes nous sont connues *à priori.*

261. Que la maladie se trouve, soit dans le sang et les humeurs : *aigreurs*, *indispositions*, *malaises*, *obstructions*, *gourme*, *chlorose*, *anémie*, *affections bilieuses*, etc.;

262. Soit dans l'estomac, les intestins : *constipation*, *diarrhée*, *gastrite*, *gastro-entéralgie*, *pituite*, *carreau*, *indigestion*, *choléra*, etc.;

263. Soit dans les bronches, la poitrine : *rhume*, *grippe*, *coqueluche*, *pneumonie*, *phthisie*, *pleurésie*, *oppression*, *asthme*, etc.;

264. Soit dans les muscles, les articulations, le tissu cellulaire : *goutte*, *rhumatismes*, *furoncles*, *crampes*, *tumeurs blanches*, etc.;

265. Soit dans le système nerveux : *épilepsie*, *paralysie*, *hystérie*, *migraine*, *névralgies*, *névroses*, *convulsions*, etc.;

266. Soit dans le système lymphatique, les glandes : *scrofules*, *syphilis*, *jaunisse*, etc.;

267. Soit sur les muqueuses, la peau : *écoulements*, *catarrhes*, *éruptions*, *démangeaisons*, *dartres*, *ulcères*, *chancres*, etc., etc.; toutes ces maladies aux mille noms et formes étant au fond une **MÊME** et **SEULE MALADIE**, produite primitivement par **UNE SEULE** et **MÊME CAUSE**, et toutes devant être indistinctement traitées *à priori* par l'expulsion de cette cause primitive, la médication doit toujours être la même en principe, éliminatrice, variable seulement dans ses degrés, qu'il faut approprier à l'état du malade. Que la maladie soit un peu plus, un peu moins profonde, c'est toujours par l'expulsion de son germe qu'il faut agir, hormis les cas désespérés par suite des lésions profondes des organes essentiels, de cachexie avancée, ou la décrépitude qui ne permet plus un travail d'épuration ni de renouvellement.

IX

L'intervention de la vieille médecine réduite à quelques cas d'affections locales invétérées.

268. Si l'on recourait avec opportunité à la médecine naturelle comme moyen préservatif, les maladies aiguës et chroniques n'existeraient bientôt plus qu'à l'état de souvenir dans la mémoire des hommes.

269. Et si toutes les maladies étaient prises au début, si l'on n'attendait pas que les malades fussent à moitié morts ou estropiés par les écarts d'une fausse médecine, on pourrait se renfermer exclusivement dans les applications de la belle doctrine unitaire de l'art de guérir régénéré : unité de cause, unité de maladie, unité de médication. L'unité de médication est tout entière dans l'augmentation des forces vitales par une riche assimilation et dans l'élimination du germe de la maladie.

270. Malheureusement, il faut compter longtemps encore avec la funeste indifférence des hommes à se guérir dès l'apparition des premiers symptômes précurseurs de la maladie. La nature donne ses avertissements, mais on les néglige. Vous riez d'une indisposition passagère, mais cette faible indisposition est le premier ébranlement de la vie, causé par l'incubation de la maladie qui vous emportera au moment où vous croirez votre santé invulnérable. Ou bien, vous recourez à une médecine pleine d'erreurs et de dangers, qui vous attermoie sans vous guérir, parce qu'elle n'opère pas la soustraction de l'œuf mortel de la redoutable incubation. Ou bien, si c'est déjà le terme de la fatale incubation, si c'est la maladie formidable qui se déclare, au lieu de l'expulser prudemment, on la retient prisonnière; au lieu de renforcer la vie, on l'épuise par les saignées et la diète, et on enlève ainsi à la nature les moyens de combattre son ennemi. On garrotte l'un, on affaiblit l'autre : les deux adversaires ont cessé de lutter, mais ils restent en présence, et cela s'appelle guérir! — Et c'est après cet appauvrissement de la vie et avec le mal vieilli dans le corps qu'on vient enfin demander une guérison à la médecine éliminative! La vraie médecine de la nature n'a pas seulement alors à préparer la santé de l'avenir, elle a aussi à réparer les torts et les fautes du passé! Elle a bien à faire alors, et cependant elle le fait encore en échange de la persévérance et de l'exactitude. Elle peut encore parvenir à l'expulsion des maux profondément enracinés et faire couler de nouveau les sources à demi taries de la vie. Mais on comprend alors que la médecine éliminative, sortant de son domaine propre des maladies primitives, où elle est à elle seule toute-puissante, doive s'adjoindre quelquefois, pour réparer des désordres locaux vieillis, une médication auxiliaire locale et symptomatique. Ce sont des moyens transitoires de la pratique, qui deviennent superflus à mesure qu'on prévient la maladie par l'usage préventif de la médecine éliminative.

271. Il est établi que la médecine éliminative est la traduction exacte des moyens que la nature emploie pour nous préserver ou nous délivrer de la maladie. Elle est donc la véritable médecine de la nature, qui suffit à la conservation et au rétablissement de la santé, tant que les lois de son action médicatrice ne sont pas méconnues, d'une part, par l'excès des passions ou par des accidents, et, d'autre part, par les écarts des systèmes médicaux qui lui font violence.

272. C'est seulement en présence de la maladie,

négligée ou aggravée par ces infractions, qu'un médecine classique devient nécessaire, mais encore en seconde ligne, c'est-à-dire après que les conditions de la médecine naturelle ont été remplies. Alors seulement doivent intervenir les moyens symptomatiques et locaux. Il faut que chacun le sache : ces derniers moyens arrivant sur une terre défrichée et purgée par la médecine éliminative, ont une puissance d'action qui étonne, et amènent des guérisons qui paraissent tenir du prodige. Ah! c'est vraiment la régénération médicale pour celui qui est témoin de faits si éloquents!

X

Simplification du diagnostic en médecine naturelle.

273. Le diagnostic est nécessaire seulement pour savoir s'il y a ou s'il n'y a pas lésions profondes d'organes, pour reconnaître l'intensité de la maladie et calculer la résistance que peut lui opposer la constitution dans des cas graves ou sérieux.

274. Dans les maladies sans gravité, en présence d'une assez bonne constitution, le diagnostic est inutile, et il suffit d'éliminer les principes de la maladie par le traitement naturel plus ou moins prolongé pour avoir une guérison prompte et certaine.

275. Quand une maladie se déclare, quelle que

soit la forme sous laquelle elle se présente, pénétrez-vous bien de ce fait : la maladie en question a nécessairement pour cause une humeur délétère qui n'a pas été expulsée du corps par les voies éliminatrices naturelles, et qui a altéré la puissance vitale du sang et consécutivement l'état des tissus. Qu'importent pour le moment son nom, son espèce, son caractère et son siége : sa cause est là et non ailleurs, *une* par essence, mais multiple dans ses effets, dont elle est une des infinies manifestations. Enlevez la cause du mal, qui vous est toujours connue *à priori*, et ses effets multiples disparaîtront, quelles qu'en soient la variété et la forme.

276. Sans passer par les doutes et les incertitudes de l'étiologie, de la pathologie spéciale, de la symptomatologie, et d'un diagnostic trop minutieux, vains dédales analytiques, nous trouvons la certitude dans l'unité de cause et dans l'unité de maladie. Notre indication de traitement n'est donc jamais empirique, ni perturbatrice ; mais elle est toujours rationnelle et est toute tracée sur l'exercice de la transpiration, des sécrétions urinaires et des déjections intestinales, trois fonctions hygiéniques mises à la disposition de la nature et de l'art pour l'évacuation des matières nuisibles et de tous les rebuts fermentés de la nutrition, dont le séjour prolongé dans l'organisme devient la cause véritable de toutes les maladies.

277. Puisque nous sommes heureusement arrivé

à l'unité de maladie et à l'unité de cause, nous sommes donc placé dans la condition d'avoir toujours au fond la même maladie à traiter, variable seulement dans son siége et dans sa forme. L'indication du traitement naturel, ou hygiène éliminative, est toujours donnée pour attaquer la maladie dans sa source, c'est-à-dire pour détruire le mal dans son germe. Il n'y a que le choix dans la marche et la durée du traitement laissés à l'appréciation, d'après l'état du malade et la manière d'être de la maladie.

278. Mais quand il s'agit de suivre la maladie dans ses manifestations localisées, et de neutraliser ses effets locaux en circonscrivant l'action des remèdes sur un membre, sur un organe ou une partie d'organe, pour nous, ce n'est plus faire une médecine curative, mais simplement une médecine palliative. Alors l'indication du traitement rentre dans la médecine ordinaire.

279. Souvent la maladie attend quelques jours pour se caractériser. Habituellement, et très-malheureusement, le médecin, ignorant encore s'il aura affaire, par exemple, à une fluxion de poitrine ou à une fièvre typhoïde, ou à une affection éruptive, attend aussi, se croise les bras, et fait ce qu'il appelle de la *médecine expectante.* Attente funeste, perte irréparable de temps ! La maladie, qui pouvait être détruite *à coup sûr* dans son germe avant d'être éclose, par avortement et par évacuation appropriée, *sans aucun danger*, la maladie s'est développée à son aise, sous l'œil de la médecine expectante, et va apparaître formidable. Avec la médecine éliminative employée à temps opportun, on n'avait ni fluxion de poitrine, ni fièvre typhoïde, on avait une guérison tout simplement, trop simplement peut-être.

280. Puisqu'il faut encore compter avec l'erreur et la routine, il faut aussi recourir encore aux tâtonnements de la médecine ordinaire et à ses remèdes palliatifs pour les maladies *aiguës* graves qu'on a maladroitement laissé venir à terme.

XI

Enseignement de la nature dans ses voies et moyens de guérison

281. Les personnes que la conservation ou le rétablissement de leur santé intéressent, voudront bien méditer ces quelques pages, écrites dans le but de leur être utile.

282. Il suffit d'un peu d'attention et de bon sens pour comprendre l'enseignement si utile de la nature dans ses voies et moyens de guérison, et pour s'expliquer le traitement naturel qui résulte de cet enseignement.

283. L'observation nous apprend que toutes les indispositions, toutes les maladies graves ou légères qui se déclarent sont constamment précédées et accompagnées, pendant toute leur durée, d'une altération ou d'une suppression partielle ou simultanée des sécrétions, quelles qu'elles soient, transpiration, voies urinaires, excrétions intestinales, et tous les émonctoires en général.

284. On remarque aussi que l'état des malades s'améliore toujours sous l'influence d'un amoindrissement de ces altérations ou suppressions; on constate également que le rétablissement de ces fonctions éliminatrices amène la guérison, et que c'est vers ce rétablissement que se dirigent tous les efforts de la nature. Nous appelons *éliminations* les fonctions qui ont pour but d'assainir l'économie vivante par les sécrétions, les excrétions et tous les émonctoires.

285. De ce qui précède il faut conclure que les efforts de la nature tendent nécessairement, et que l'art de guérir doit conséquemment tendre vers le rétablissement des fonctions éliminatrices, dont l'équilibre est la garantie de la santé.

286. Les efforts de la nature doivent être proportionnés à la force de l'économie vivante, qui, n'ayant plus ses issues normales, réagit par la douleur, l'inflammation et la fièvre, lesquelles seront d'autant plus intenses que le malade sera plus vigoureux et la maladie plus violente. N'est-ce pas bien exactement ce qui arrive?

287. Par contre, si le malade est épuisé dans

sa constitution, il n'y aura donc plus de réaction possible, et la maladie triomphera sans obstacle. N'est-ce pas ce qu'on voit chez les moribonds, en qui cessent la douleur et la fièvre avec les efforts de la nature vaincue, pour faire place à ce calme effrayant où l'agonie va commencer?

288. Disons-le en passant : combattre l'inflammation et la fièvre par des soporifiques qui engourdissent la vie, ou par des saignées qui l'affaiblissent, c'est combattre directement les efforts de la nature, c'est aider la mort à triompher de la vie!

289. Dans un traitement rationnel, il s'agit donc moins de calmer l'ardeur des réactions, qui sont l'espoir du salut, que d'agir dans leur sens, parce que leur but une fois atteint, c'est-à-dire les fonctions éliminatrices rétablies, les réactions s'apaisent aussitôt.

290. Chez votre malade, la peau devient brûlante, le pouls tumultueux, les reins s'engorgent, les voies digestives et toutes les muqueuses s'enflamment, la fièvre s'allume. Ne vous troublez pas devant ces apparences agitées ; tout cela donne simplement la mesure de la lutte de la vie contre le mal. La maladie à guérir ne consiste pas dans ces phénomènes extérieurs ; le mal est plus avant, muet, calme, sournois, qui veut s'implanter dans l'économie. C'est pour l'expulser, par des éliminations de toutes sortes, que la nature vivante a déployé ce cortége de rigueurs. Contraignez le mal de sortir, par des évacuations appropriées et *répétées* : vous aidez la nature à vaincre le mal par les éliminations de matières infectes. Veillez, persistez jusqu'à ce que le triomphe soit complet, et la vie rentre paisiblement en possession d'elle-même. Une pratique sage et ferme confirme ce grand enseignement.

291. Les complications qui surviennent dans le cours de la maladie, les affections locales qui se dessinent et qui reçoivent de la science des appellations sans nombre, selon l'organe ou la partie d'organe atteint, ne proviennent non plus que des matières et fluides qui ont cessé d'être éliminés, et dont la fermentation au sein de l'économie vivante cause toute la gravité.

292. Cela est si vrai pour toutes les complications locales de maladies, aussi bien que pour les maladies primitives elles-mêmes, qu'aucune ne résiste au traitement naturel, et que leurs guérisons arrivées par les efforts spontanés de la nature ne sont obtenues que soit par des transpirations, des urines chargées, des diarrhées, soit par des écoulements de pus, et par le jeu rétabli des sécrétions en général.

293. Le point de départ de ces études remonte aux observations suivantes :

294. A défaut de médecins pour nous guider quand nous tombons malade, que faisons-nous universellement ? Tous nos soins nous portent précisément, à notre insu, à rétablir les fonctions éliminatrices. Nous prenons des infusions de plantes qui poussent à la transpiration et aux urines, et, si nous continuons d'obéir au vœu de la nature, sûrement manifesté par l'exemple des animaux, nous nous dégageons le corps avec des plantes fraîches.

295. Ces simples observations, qu'on peut recueillir chez tous les peuples et à tous les âges, cet élan universel de la nature prise sur le fait, nous ont fait découvrir la véritable médecine naturelle.

296. Admirable instinct de la conservation, qui ne trompe pas quand il n'est pas dénaturé par les systèmes et les utopies de la fausse science.

297. Cette marche, que nous suivons instinctivement, va tout droit attaquer le mal dans son principe.

298. Comme nous l'avons avancé plus haut, les maladies proviennent bien réellement de germes et ferments non éliminés et séjournant dans nos humeurs.

299. La nature en travail confirme notre assertion; suivons-la dans son œuvre médicatrice.

300. Quand on assiste à une guérison spontanée, ce qui arrive toutes les fois que l'effort de la nature n'a pas été paralysé par une constitution trop faible, ou contrarié par les médecins, on remarque toujours après la période de réaction, soit des transpirations abondantes, soit des émissions d'urines chargées, soit des diarrhées ou des écoulements muqueux et séreux, soit des vomissements ou des évacuations de pus, de glaires, de bile altérée, soit des éruptions sur le corps, des croûtes, des rougeurs, des aphthes, des boutons dits de fièvre sur les lèvres, des suppurations de toute nature, des écoulements par toutes les issues du corps.

301. Ainsi, le rhume, la coqueluche, la pneumonie, la fluxion de poitrine, etc., se terminent par des expectorations et des crachats abondants;

302. Les accès d'hystérie, d'épilepsie, les convulsions, par un écoulement blanc;

303. La migraine, par des vomissements de bile;

304. Les innombrables maladies de sueurs rentrées, par de grandes transpirations;

305. La rougeole, la variole, la petite vérole, par de fortes éruptions;

306. Tous les catarrhes, toutes les affections si nombreuses et si fréquentes des membranes muqueuses, dont la sécrétion tarit pendant la période aiguë, par l'expulsion de pus et de mucosités;

307. L'âcreté du sang, par des éruptions cutanées et des démangeaisons;

308. Les clous, les furoncles, les abcès, par suppuration ou par résolution, c'est-à-dire par une suppuration interne;

309. Les maladies de foie, la jaunisse, l'ictère, par des évacuations de bile;

310. Les indigestions, par des vomissements et des déjections;

311. Les rhumatismes, la goutte, la gravelle, en un mot, toutes les maladies *sans exception*, par des urines chargées, des sueurs, etc.

312. Parmi toutes les autres maladies, trop nombreuses pour figurer dans ce cadre, nommons encore les plaies et ulcères, qui sont des émonctoires que la nature met à profit pour débarrasser l'économie vivante des humeurs nuisibles qui l'encombrent. Cela est si vrai qu'il y aurait danger à les supprimer, si l'on n'avait pas le soin de donner au préalable un autre cours à ces humeurs, sous peine de les voir causer les plus grands ravages, sous les formes les plus diverses.

313. Comme la nature est un grand maître et nous donne un bel enseignement! Pouvait-elle nous apprendre plus clairement que ses *voies de guérison* sont l'expulsion des humeurs corrompues, et l'épuration permanente de l'économie par l'élimination?

314. Nous avons reconnu les voies de guérison de la nature triomphante; mais si elle succombe dans son œuvre de salut, parce qu'on lui a fait obstacle, on voit les sécrétions et les émonctoires s'arrêter, puis le mal régner sur la vie par la mort ou par la maladie, qui passe à l'état chronique.

315. Sous le gouvernement redoutable de la maladie chronique, qui est la mort vivante, la nature a cessé la lutte; les évacuations d'humeurs qui peuvent exister alors ont cessé aussi d'être critiques;

elles ne sont plus que les effets morbides de la destruction lente de la vie.

316. C'est dans ces conditions déplorables de la nature vaincue par la maladie dite chronique, que le traitement naturel a le plus souvent occasion de lui apporter des renforts, pour lui permettre de recommencer la lutte, de *réagir* contre l'élément hostile à la vie et d'accomplir l'œuvre libératrice de la guérison, selon les voies et moyens qu'elle nous a enseignés, et que nous avons exposés plus haut.

317. Est-il besoin d'ajouter que si le traitement naturel apporte à la nature un concours victorieux contre les maladies anciennes qui la tiennent asservie, à plus forte raison il pourra l'aider à triompher des maladies récentes, et de la simple prédisposition aux maladies.

318. Pour conclure, les maladies arrivent par altération ou suppression des fonctions éliminatrices, elles se guérissent, après une réaction, par le rétablissement de ces fonctions. C'est vers ce rétablissement que sont dirigés tous les efforts de la nature médicatrice.

319. D'après ce qui précède, le lecteur a déjà compris que le traitement naturel doit être essentiellement réparateur de la force vitale et éliminateur. Il en est question dans la partie suivante de ce livre.

XII

Du traitement naturel approprié à toutes les maladies, ou mieux à toutes les manifestations de la maladie, d'après leur classement en trois séries.

320. Nous avons vu la médecine classique perdue dans ses nomenclatures infinies des manifestations de l'état morbide, manifestations dont elle fait autant de maladies.

321. En présence de cette infinité de maladies si illusoirement créées, on comprend les difficultés, les doutes, les hésitations, les conjectures, la crainte, je dirai l'épouvante qui doit se dresser dans l'esprit du praticien de la vieille école, quand on n'ignore point qu'il ne fait ni un geste, ni un pas sans *ordonner* le poison ! Le voyez-vous, un bandeau sur les yeux, prescrivant au hasard ses remèdes redoutables? Je dis *au hasard;* car il avoue lui-même l'incertitude, les dangers et l'impuissance de sa science ! Considéré individuellement, le docteur classique, honnête homme, subit à son insu un terrible châtiment infligé à l'orgueil et à l'erreur de sa secte. Si l'humanité était armée d'une loupe, elle verrait ce qu'il lui en coûte pour se laisser *aveuglément* conduire dans les voies funestes d'une *science* réprouvée de la raison et du sens commun.

322. Divinité inspiratrice d'un culte aussi orgueilleux que cruel, altérée de la vie des hommes, quand s'arrêtera sur tes autels empoisonnés le sacrifice de tant de victimes humaines muettes dans la tombe ! Docteurs de la science, prêtres d'un dieu aveugle, abjurez si vous pouvez. Mais la lumière fermera pour nous la porte de votre enfer.

323. Si un malade raisonneur s'avise de questionner son docteur sur ses ordonnances, de lui en demander le sens et la raison, le docte médecin repond à son interlocuteur impertinent qu'il doit se borner à suivre ses prescriptions sans chercher à les comprendre et qu'elles sont au-dessus de sa portée.

324. Ainsi l'ancienne médecine s'impose avec une autorité absolue à la foi aveugle de l'ignorance. Il faut croire à son médecin comme certaines gens croient encore à un dogme sans le comprendre.

325. Quand nous venons signaler les abus, les dangers et les désastres de la vieille médecine, nous ne venons pas essayer de mettre à sa place la médecine véridique avec la prétention de l'imposer sur l'autorité d'une simple affirmation : ce serait tourner dans un cercle vicieux ; mais nous venons soumettre nos doctrines au bon sens, aux lumières naturelles de chacun. Nous venons dire : comparez, jugez, et n'acceptez qu'après libre examen. La question est si simple à examiner qu'elle se place à la portée de toutes les intelligences. Nous ne nous adressons donc ni à votre bonne foi ni à votre confiance ; nous ne demandons pour nous ni l'une ni l'autre. Nous voulons une conviction éclairée et raisonnée. Nous n'avons pas d'autres prétentions que celle d'appeler votre examen et de laisser tout à la logique.

326. Ceci dit, nous sommes tous bien libres d'exposer nos idées comme nous les entendons ; la liberté que je reconnais aux autres, je m'en sers moi-même pour exprimer mes convictions.

327. Nous avons prouvé ailleurs dans ce livre qu'au lieu de maladies innombrables, la médecine naturelle n'a jamais qu'un seul état morbide à guérir. En effet, comme il est démontré, la maladie n'est autre chose qu'une RÉACTION de la force vitale contre l'élément morbide, et toutes les maladies ne sont que des formes particulières de cette réaction.

Or nous avons le pouvoir de produire, prévoir, exciter, calmer et dissiper cette réaction à volonté; c'est dire que nous avons aussi le pouvoir de diriger la marche d'une maladie et de la guérir. C'est ce que nous faisons tous les jours d'après des règles positives, dans une marche prévue vers un but assuré, comme la solution d'un problème d'arithmétique. Et en effet nous opérons par addition... de la vie et par soustraction... de la mort. Le produit des opérations donne la santé.

328. Il est pour nous d'utilité pratique de considérer la maladie : 1° avant son apparition ; 2° au moment où elle se déclare; 3° quand elle est déclarée depuis quelque temps.

329. De là trois grandes divisions dans les manifestations de la maladie, établies sur les degrés de son avancement :

1° Les prédispositions à la maladie, ou la maladie avant la réaction, pour la prévenir;

2° Les maladies à l'état aigu ou au moment de la réaction active, pour la diriger;

3° Les maladies à l'état chronique ou après une réaction éteinte et passive, pour la réveiller et la diriger.

330. Il existe des états morbides plus avancés appelés diathèses. Ces états, qui embrassent la constitution entière, sont de nature dite syphilitique, scrofuleuse, cancéreuse, phthisique, dartreuse, etc. Ils peuvent réunir successivement les trois états qui servent de base à nos trois grandes divisions de la maladie : prédisposition, état aigu, état chronique. Les diathèses disparaissent constamment par le simple traitement naturel, quand il n'y a pas encore de lésions locales Nous nous occupons spécialement ailleurs des cas invétérés et rebelles.

331. Pour être complet, notre cadre doit embrasser les maladies par coups et blessures ; non-seulement par coups ou blessures *matérielles*, mais aussi par coups ou blessures *morales*, telles que frayeur, désespoir, nouvelles subites, violences. Les maladies par blessures trouvent dans le traitement naturel approprié les conditions d'une prompte guérison, à part, bien entendu, les moyens mécaniques de la chirurgie, et les moyens moraux de la médecine de l'âme.

332. Nous allons rentrer dans notre classification de maladies en trois séries, pour approprier à chaque série la marche générale du traitement naturel.

PREMIÈRE SÉRIE.

333. *Contenant toutes les prédispositions aux maladies, tous les symptômes précurseurs des maladies, et toutes les maladies non localisées :*

Toutes les indispositions.
L'âcreté du sang et des humeurs.
Accouchement heureux à assurer.
Passage de l'âge critique.
Aigreurs de la bouche et de l'estomac.

Douleurs vagues.
Contagion.
Diabète sucré.
Albuminurie.
Durée moyenne de la vie à prolonger.
Humeurs morbides ou viciées.
Abcès. — Clous. — Furoncles.
Eruptions.
Malaises indéfinis.
Lassitudes.
Gourme des enfants.
Hypocondrie.
Infirmités de vieillesse à éviter.
Lait répandu.
Maladies contagieuses récentes.
Toutes les maladies à prévenir.
Les natures lentes à se former.
La croissance nouée.
Passage à la vie nubile.
Obésité.
Obstructions.
Embarras dans la circulation.
Varices.
Pléthore.
Poitrines grasses.
Glaires.
État bilieux.
Embarras des voies digestives.
Constipation.
L'âge mûr (séve de la jeunesse à revivifier dans).
Toux grasse.
Urine sédimenteuse.
Froid des extrémités.
Circulation lourde.
Affections nerveuses.
Manque d'appétit.
Atonie générale.
Démangeaisons.
Digestions difficiles.
Ébullitions ou ardeurs du sang.
Embarras gastriques.
Engorgement des glandes.
Engorgement laiteux des seins.
Engourdissement.
Enrouement.
Érésipèle.
Étourdissements.
Évanouissements.
Vapeurs.
Nerfs agacés.
Impatiences nerveuses.
Crampes.
Haleine fétide venant de l'estomac
Flatuosités.
Vents.
Renvois de gaz.
Flueurs blanches.
Boutons de chaleur.
Inappétence.
Masque des accouchées.
Paresse d'estomac.
Cauchemar.
Chlorose.
Circulation tumultueuse du sang.
Commotions.
Pituite.
Poitrines faibles.
La beauté de la fraîcheur, attribut de la santé à conserver ou à rétablir.

334. Toutes les affections et tous les symptômes de maladies qui viennent d'être énumérés ci-dessus, qui sont tous, sans exception, des formes particulières de la *réaction* de la force vitale contre des principes morbides, dès qu'ils ne procèdent pas d'une lésion organique grave, d'une constitution viciée ou épuisée, disparaissent *constamment*, *toujours* et *sans exception* pour faire place à la santé, par la pratique du traitement naturel pur et simple ; à la condition, toutefois, que le malade ne deviendra pas lui-même un obstacle à sa guérison par des négligences, des excès ou des habitudes qui entretiendraient ou feraient renaître la cause des affections combattues.

DEUXIÈME SÉRIE.

335. *Comprenant toutes les maladies aiguës, avec accompagnement de fièvre et d'inflammation :*

L'angine.
La dyssenterie.
Les fièvres inflammatoires.
Le choléra.
La fièvre jaune.
Les fièvres éruptives.
La fièvre typhoïde.
La grippe.
La pneumonie.
Les indigestions.
Les fluxions de poitrine.
La laryngite.
Les inflammations des muqueuses et toutes les maladies en *ite* à l'état aigu.
La péritonite.
La pleurésie.
La scarlatine.
La petite vérole.
Le rhumatisme aigu.
Etc., etc.

336. Dans cette classe de maladies, la réaction arrive au plus haut point par la seule force du principe vital ; on a plutôt à la tempérer qu'à l'exciter. On voit de suite que les périodes dépuratives assimilatrices du traitement naturel, qui ont pour but d'appeler la réaction, ne trouvent pas leur emploi dans la médication des affections aiguës. Il faut arriver de suite à la période évacuative, qui est essentiellement antiphlogistique ; on emploie aussi les émollients soit comme boisson, soit comme applications locales.

337. Dans les maladies franchement inflammatoires, la réaction précède l'invasion ; dans les fièvres pernicieuses, la réaction la suit. Dans le premier cas, la période évacuative du traitement naturel, habilement dirigée, prévient l'invasion de la maladie, qui avorte; dans le second cas, elle prévient les dangers et la violence de la réaction, qui triomphe de l'invasion de l'affection pernicieuse.

338. La maladie aiguë qui éclate avec violence annonce que des forces vives et puissantes sont en lutte. Il faut la fermeté et la prudence d'un praticien consommé pour diriger ces forces redoutables, mais souveraines, issues du contact de la vie et de la mort, comme la foudre qui jaillit de la rencontre des deux électricités positive et négative.

339. Le médecin qui a conscience de la hauteur et des devoirs de sa mission, et qui entrevoit les merveilleuses harmonies de la vie organique, utilise ses forces et se garde bien de les détruire par l'opium et la morphine.

340. Mal soignée, une fièvre ardente, espoir du salut, soudain emporte le malade, comme le fluide du paratonnerre mal dirigé brise et détruit les obstacles sur son passage. Malheur donc au malade si les lois conservatrices de la nature sont contrariées ou violées par les systèmes conjecturaux de la science classique, qui se croit supérieure à la nature !

341. Les docteurs médecins qui daigneront me lire avec l'intention sincère de chercher la vérité, et qui se décideront à suivre les indications de la médecine naturelle pour les cas de maladies aiguës, devront entrer dans cette voie avec autant de fermeté que de vigilance ; s'ils laissent un pied dans la vieille ornière, ils compromettront leur entreprise.

342. S'ils purgent une fois, deux fois isolément leur malade avec leurs médecines irritantes, avec l'eau de Sedlitz, etc., ils exaspéreront la maladie par le soulèvement des humeurs âcres et caustiques sans les expulser entièrement ; de là, aggravation de l'état du malade.

343. Ce qui manque essentiellement au praticien de bonne volonté, ce sont les agents convenables de la médecine naturelle ; malheureusement, il ne pourrait se les procurer aujourd'hui dans les pharmacies. Il faut encore s'adresser directement à mon laboratoire de la campagne pour se la procurer. On va en comprendre la raison.

344. Le lecteur n'apprendra pas sans surprise que la législation actuelle sur l'exercice de la pharmacie ne permet pas aux pharmaciens de tenir dans leur officine les préparations médicinales dont la formule n'a pas reçu le baptême de la docte assemblée de messieurs de l'Académie de médecine. — Or, nous devons être loin de son approbation, car si la grave Académie pouvait faire brûler mon livre et son auteur tout vif, elle ne s'en priverait pas, comme au bon temps où cela se pratiquait.

De son côté, l'École de pharmacie, chargée de la police des officines, n'entend pas non plus qu'il s'y produise une innovation, sans la supprimer à coups de férule et de procès en police correctionnelle.

Cette législation de fer, qui a une raison d'être en tant qu'il s'agit des remèdes toxiques de la médecine officielle, est appliquée bien indûment à l'innocente médecine de la nature. Mais on comprend que les hommes du passé, chargés de l'appliquer, ne se font pas faute de la diriger contre une innovation capitale qui menace de les déranger beaucoup.

Mais toujours à quelque chose malheur est bon.

345. Si les pharmaciens étaient en possession de mes formules et de mes procédés, les préparations seraient trop souvent mal faites, ou par ignorance, ou parce qu'ils ne pourraient réunir les conditions de la fabrication, ou par calcul et par esprit de corps. Alors, tout serait compromis, et la plus grande découverte perdue! En dehors de tout soupçon de loyauté et d'incapacité, j'ai tellement senti l'importance d'une réserve la plus absolue sur ce point, que je n'ai fait aucune communication de cette nature aux possesseurs actuels de mon ancienne pharmacie de Paris, de telle sorte qu'ils ne pourraient préparer les produits de ma méthode, ni en délivrer aucun, quoiqu'ils se servent encore de mon nom, pour les choses de la pharmacie ordinaire, bien à mon regret. — Pour être complet, je dois rappeler ici que je tiens mes préparations de séve et de sucs végétaux à la disposition de tout le monde, à la portée de toutes les bourses, et à la discrétion des indigents. (Voir à la fin du livre.)

La logique des idées et l'enchaînement des faits m'ont un peu écarté du titre de ce chapitre, j'y reviens.

346. Je n'ai pu exposer que sommairement ici le mode d'application du traitement naturel à la guérison des maladies comprises dans la deuxième division de notre cadre des manifestations de la maladie. J'ajoute qu'une méthode ne doit jamais être proposée comme un moyen absolu ; que le praticien doit s'inspirer de la situation du malade. Il y a des cas qui demandent des ménagements extrêmes, surtout quand la maladie très-intense est arrivée à terme. Chez un sujet d'une constitution faible ou épuisée, il y aurait souvent imprudence de tenter une lutte inégale. Si, au contraire, la force vitale offre une large surface sans lésions organiques, la méthode suivie rigoureusement triomphera toujours de la maladie avec *une certitude absolue.*

347. Il faut nous rendre familière la notion que l'inflammation et la fièvre inflammatoire sont la mesure de la lutte entre la vie et le mal ; que plus la vie est forte ou la constitution du malade puissante, plus la fièvre et l'inflammation sont intenses; que par la soustraction des éléments morbides, la lutte perd sa raison d'être et le calme lui succède. En effet, l'expérience nous montre que les évacuations *répétées* font disparaître comme par enchantement toutes traces d'inflammation, de fièvre et de douleurs. Mais ne perdons pas de vue que pour arriver à ce but étonnant il faut répéter les évacuations, qui jouent le rôle d'émollients, de rafraîchissants, de tempérants et de calmants infaillibles.

348. Les émollients eux-mêmes n'enlèvent le feu et l'irritation de la partie où ils sont appliqués en topiques qu'en provoquant une suppuration ou une élimination de ses fluides morbides.

349. Il y aurait souvent imprudence de ne pas répéter les évacuations, parce que, nous l'avons déjà dit bien des fois, toutes les humeurs nuisibles étant soulevées et non complétement expulsées, leur présence dans le corps devient un foyer d'irritation et de corruption dangereuse.

350. Plus le mal offre de résistance, plus les doses des évacuatifs doivent être fortes. S'il existe un danger imminent, il faut réitérer les doses évacuatives toutes les deux ou trois heures, ou quelquefois plus souvent jusqu'au moment de la débâcle. Si les évacuations se ralentissent, il faut les entretenir avec de nouvelles doses jusqu'à ce que le malade soit soulagé et hors de danger. (Voir les *Observations générales* sur la pratique du traitement naturel.)

TROISIÈME SÉRIE.

351. *Comprenant les maladies dites chroniques, plus ou moins anciennes, généralement localisées, survenues sans réactions, c'est-à-dire sans fièvre, ni inflammation, ou ayant résisté à une réaction insuffisante de la force vitale.*

Toutes les maladies chroniques invétérées.

Les affections nerveuses chroniques.
L'anaphrodisie.
Les anévrismes.
Les aphthes chroniques.
L'atonie générale ou partielle chronique.
Les battements et les palpitations du cœur.
Les crampes.
Les dartres vives ou indolentes.
Les démangeaisons.
La diarrhée chronique.
Les écoulements chroniques par les oreilles.
— par les yeux.
— par l'urètre.
— par les muqueuses de toutes les ouvertures naturelles.

La bouche fétide.
Les bourdonnements d'oreilles.
Les boutons de chaleur.
Les bubons vénériens.
La calvitie.
Les cancers.
Le carreau.
Les catarrhes en général.
— pulmonaires.
— de la vessie.
Le cauchemar.
Les chancres vénériens.
La chlorose.
La ciculation lente ou précipitée.

Les coliques d'estomac.
Les commotions.
Les concrétions bilieuses.
La consomption.
Les convulsions.
Les embarras gastriques, bilieux et glaireux.
Les engorgements laiteux.
L'engourdissement.
L'épilepsie ou haut mal.
Les érésipèles.
Les étourdissements.
Les excroissances syphilitiques.
La fétidité de l'haleine.
Les fièvres intermittentes.
Les douleurs nerveuses intermittentes.
Les flueurs blanches.
La gale.
La gastrite.
Les gencives sanieuses.
Les glandes engorgées.
La goutte.
La goutte militaire.
La goutte sciatique.
La gourme.
La gravelle.
Les hémorroïdes.
L'hydrocèle.
L'hydropisie.
L'hystérie.
L'impuissance prématurée.
L'inappétence.
L'incontinence d'urine.
L'insomnie.
La jaunisse.
Les palpitations.
La paralysie.
Les paresses d'estomac.
Les vapeurs.
Les maladies de la peau.
— constitutionnelles.
— contagieuses.
— syphilitiques.
Le mal de reins.
Le masque des accouchées.
Les menstrues dérangées.
La migraine.
Les névralgies.
Le nez punais.
L'odontalgie.
Les ophthalmies.
Oreilles (les douleurs d').
L'orgelet.
Les pertes blanches.
Les pertes séminales.
Les pesanteurs de tête.
La pituite.
Les plaies chroniques.
Les points de côté.
Les poitrines faibles.
Les pollutions nocturnes.
Le rachitisme.
Les règles supprimées.
Les rhumatismes.
Le rhume.
La salivation.
La sciatique (goutte).
Le scorbut.
Les scrofules.
Les seins engorgés.
La surdité.
Les taies.
La teigne.
La toux nerveuse.
— de faiblesse.
— sèche.
Les tumeurs blanches.
Les ulcérations.
Les vers intestinaux.

Les varices.
Les vents.
La vue faible par atonie.

352. Toutes les maladies comprises dans ce cadre doivent leur existence permanente, soit à l'absence de toute réaction au moment de leur invasion, soit à une réaction insuffisante.

L'absence et l'insuffisance de réaction doivent être attribuées à une impuissance de l'économie vivante envahie.

353. L'ennemi règne sur l'organisme subjugué jusqu'à ce qu'un secours étranger vienne prêter à ce dernier les forces nécessaires pour donner le signal de l'insurrection libératrice. La lutte s'engage entre opprimés et oppresseurs, et la victoire reste au plus fort.

354. Rappelons dans le traitement naturel le rôle de ses doubles périodes, et nous verrons qu'il trouve sa pleine et entière application dans la guérison des maladies chroniques.

355. Le traitement naturel vient donc rendre à l'économie vivante opprimée la force qui lui manque pour appeler la réaction nécessaire à la guérison. Lorsque la réaction et les éliminations ont suffisamment triomphé de la maladie et de ses matériaux, on complète la guérison d'une affection locale par des applications locales, ou une médication spéciale ou même spécifique, s'il y a lieu.

356. On s'explique facilement qu'une médication spéciale, circonscrite au siége d'une maladie localisée, ou dirigée contre les symptômes, reçoive son efficacité alors surtout que les humeurs du corps viennent d'être épurées par des éliminations longtemps soutenues. Le mal cède à l'action locale ou symptomatique dès qu'il ne reçoit plus les effluves morbifères des matières putrides soustraites, dont les apports permanents alimentaient la maladie et neutralisaient antérieurement l'action médicatrice.

XIII

oi curative révélée par l'observation de la nature.

357. Tout s'enchaîne, tout se retrouve dans les voies de la vérité.

358. Le traitement naturel, établi sur une imitation exacte de la nature, nous a conduit à la découverte de la loi universelle de guérison, comme nous l'avons déjà exposé brièvement dans l'avertissement de cette édition.

359. Cette loi, comme un soleil nouveau, vient projeter à son tour les clartés les plus vives sur le traitement naturel, qu'elle éclaire dans sa marche et qu'elle appuie sur des règles fixes. Ces lumières nouvelles nous ont permis d'éclaircir des points qui étaient restés obscurs dans notre instruction pratique, de compléter cette dernière, et de lui donner une précision à laquelle nous n'espérions jamais atteindre.

360. Le traitement naturel dû aux observations d'une pratique assidue et longtemps méditée consiste, comme on l'expose plus loin, en périodes dépuratives assimilatrices alternant avec des périodes éliminatrices, représentant le travail alternatif et oscillatoire de la nature à la fois conservatrice et médicatrice. Il est la copie fidèle de la révolution accomplie par toutes maladies pour arriver à la guérison naturelle ou spontanée.

361. L'économie vient-elle à ressentir une influence hostile à la vie, qu'une réaction se produit, qu'un état inflammatoire survient comme une sorte d'accumulation vitale. Cette réaction va même jusqu'à causer de la fièvre dont l'intensité est en raison des forces vitales et morbides, mises en présence. Dans cette excitation de l'organisme, c'est la vie qui réveille ses forces et qui se dresse contre le mal envahisseur pour le combattre et pour préparer l'économie à sa délivrance.

362. Dans ce premier élan de la nature caractérisé par un déploiement de forces et par la lutte ou réaction contre la maladie, nous avons trouvé un premier modèle à imiter, et nous en avons fait la période dépurative assimilatrice ou vivifiante du traitement naturel, qui a pour but de réveiller les puissances endormies ou paralysées de l'économie vivante menacée, et de soulever les énergies vitales conservatrices.

363. A la période croissante de réaction ou état inflammatoire dans la marche normale de toute maladie allant à une guérison spontanée, succède nécessairement un état de décroissance ou de déclin accompagné de calme et de soulagement et caractérisé par l'élimination des principes de la maladie. Nous avons aussi, dans l'économie du traitement naturel, fait succéder à la période dépurative ou de réaction une période de sédation éliminative. — Quand l'économie se trouve envahie par certains principes de maladie difficiles à éliminer, comme, par exemple, une diathèse prononcée de clous et furoncles, la nature répète successivement son double travail de réaction inflammatoire et de calme suppuratoire pour chaque furoncle successif. — Cet exemple nous a appris la nécessité de répéter alternativement un certain nombre de fois les périodes dépurative et évacuative du traitement naturel, surtout dans les maladies chroniques anciennes et les diathèses.

364. Le traitement ainsi imité de la nature et longtemps pratiqué nous a toujours montré lui-même dans sa première période une *réaction* accomplie par les puissances de la vie, chaque jour accumulées dans l'économie par l'usage des sucs dépuratifs assimilateurs et vivifiants des plantes. — Dans sa deuxième période, le même traitement nous a toujours apporté aussi une pacification opérée par la soustraction des principes de la maladie. Ces observations nous ont fait penser que la nature pouvait bien opérer ses guérisons en vertu d'une loi.

365. *Réaction et pacification :* Tels sont les deux états qui vont nous révéler la loi universelle de guérison.

XIV

De la loi universelle de guérison. — Cette loi s'accomplit en vertu des deux principes combinés de *similitude* et de *dissimilitude*. — L'homœopathie et l'allopathie amenées à la véritable signification de leurs principes.

366. La loi en vertu de laquelle la nature rétablit la santé est aussi universelle et aussi immuable que celle qui entretient la vie.

367. L'entretien et le rétablissement de la santé ont pour but commun la conservation de la vie organique. On ne sera pas surpris d'apprendre que ces deux grandes opérations s'accomplissent l'une et l'autre par les fonctions de nutrition.

368. En effet, la nature exerce à la fois sa vertu

médicatrice et son pouvoir de renouvellement vital par le balancier de l'assimilation et de l'élimination, dont les oscillations perpétuelles accomplissent les fonctions régénératrices, soit pour l'entretien de la vie, soit pour le rétablissement de la santé.

369. Nous avons déjà remarqué dans le chapitre précédent que la nature curative opère toujours par réaction et par sédation successives.

370. Le double mouvement successif de *réaction* et de *sédation*, trouvé dans tout travail médicateur naturel, a bien son point de départ dans le jeu alternatif d'assimilation et d'élimination, comme nous l'avons déjà vu et comme nous le verrons mieux encore par la suite.

371. La RÉACTION est une résistance active de la force vitale, qui s'oppose à une influence morbide faisant ou tentant de faire une invasion dans l'organisme. C'est le mode de réaction qui donne à la maladie, considérée ici à l'état aigu, son type, son caractère, sa forme et son intensité. La réaction se confond avec la maladie, mais on ne peut pas dire toutefois qu'elle est la maladie. Sans réaction, la maladie aiguë n'existe pas. Le principe morbide installé dans l'économie sans résistance de la part du principe vital, c'est ce qu'on appelle la maladie chronique, plus proprement dénommée *mort vivante*.

372. Nous avons prouvé ailleurs que pour guérir une maladie chronique, il faut nécessairement l'amener à l'état de réaction ou de maladie aiguë.

373. Par conséquent, la réaction est la première condition de guérison; elle est le pivot de l'action médicatrice de la nature vers laquelle doivent converger tous les agents.

374. Guérir, c'est diriger, provoquer ou calmer la réaction.

375. Quand la réaction existe suffisante, on se borne à la diriger ou à l'apaiser : c'est la maladie aiguë qu'on trouve toute faite.

376. Quand on ne rencontre pas de réaction, il faut faire réagir la nature pour amener la maladie à l'état aigu. Notre agent de réaction devra causer par conséquent une maladie aiguë, précisément celle qu'il est appelé à guérir. L'agent qui causera la maladie se trouvera donc être aussi agent de guérison; en d'autres termes, ce qui causera la maladie la guérira aussi. Nous nous trouvons dans la véritable application du principe : *similia similibus curantur*, principe un peu détourné de sa signification primitive par les médecins homœopathes.

377. Quels sont nos moyens de provoquer la réaction? Ils sont déjà connus : nous apportons à la nature des forces que nous puisons dans l'assimilation, source première de toute puissance organique et de vie végétative. L'assimilation, suractivée par les sucs assimilateurs des plantes appropriées et entretenue par une riche alimentation, reçoit des apports continuels de forces : c'est une véritable addition de vie.

378. Par la réaction, nous n'avons accompli que moitié de la tâche. L'état aigu, l'inflammation, la fièvre, l'exagération des symptômes, tout témoigne que des forces ennemies sont aux prises; c'est bien de la réaction, mais calme et maîtrisée. La réaction (1), c'est la guérison seulement commencée, qui ne sera accomplie que par la pacification. L'agent pacificateur sera nécessairement *contraire* à l'état de réaction, puisqu'il la fera cesser. Cette dernière a été provoquée par une *addition* de la vie; mais la pacification arrivera par la *soustraction* des principes morbides. Dans le premier cas, on agit par une accumulation de forces *semblables* à la vie; dans le second cas, par une expulsion de forces *contraires* à la maladie. Nous arrivons donc aussi à une interprétation plus vraie du principe des allopathes : *contraria contrariis curantur.*

379. On peut donc considérer la loi de guérison comme s'accomplissant en vertu des deux grands principes de similitude et de dissimilitude qui se partagent le monde médical et qui le divisent en deux grandes écoles : allopathes et homœopathes (2).

(1) Dans la marche du traitement on produit et on dissipe à volonté, à son heure et à son temps, les symptômes de réaction dont on reste toujours absolument maître. La maladie est conduite par les périodes combinées du traitement avec une puissance aussi irrésistible que le coupable condamné par la force publique.

(2) Dans la crainte de devenir systématique et de perdre l'indépendance de ma pensée, je déclare n'attacher ici aucune importance doctrinale à mon interprétation des maximes

Ces deux principes paraissaient devoir s'exclure à jamais devant leur ancienne interprétation, mais leur fusion est enfin consommée par la découverte de la belle et grande loi unitaire curative de la nature, loi en vertu de laquelle deux forces opposées viennent se combiner pour régénérer l'organisme malade, comme les deux pôles d'une pile combinent leurs fluides contraires d'où jaillissent de puissantes manifestations de la vie.

380. Une longue expérience nous a appris que la nature, si elle n'est pas contrariée, réagit toujours dans le sens le plus favorable dès que nous lui apportons les forces générales nécessaires, et qu'elle se charge elle-même, mieux que nous, de répartir et de distribuer ces forces pour arriver à la guérison en concentrant la réaction sur les parties où elle est le plus nécessaire. Il nous suffit donc de recourir à un moyen de réaction générale qui se répartit et se spécialise sous l'œil intelligent de la nature dans les régions du corps qui le demandent. Ce moyen général de réaction, nous l'avons trouvé dans la période dépurative assimilatrice du traitement naturel.

381. Pour les mêmes raisons, les périodes évacuatives éliminatrices du traitement nous fournissent les moyens généraux de pacifier constamment ou faire cesser tous les symptômes, tous les phénomènes

similia similibus curantur, — *contraria contrariis curantur*. Je dois demeurer simple observateur de la nature.

de la réaction par l'évacuation des principes de toutes maladies, d'où résulte toujours la guérison.

382. Ainsi le traitement naturel que nous avons copié strictement sur la nature, avant même de connaître la loi de guérison, résume et met en action cette belle loi, laquelle vient jeter les plus vives lumières sur la marche du traitement en lui traçant des règles positives qui servent de base à la nouvelle instruction pratique imprimée pour la première fois dans cette troisième édition.

383. Voici un rapprochement intéressant et instructif : les périodes dépuratives assimilatrices du traitement correspondent au principe de similitude à la réaction, à l'*addition* des forces du principe vital.

384. Les périodes évacuatives éliminatrices correspondent au principe de dissimilitude, à la pacification, à la *soustraction* des principes de la maladie ou de la mort.

385. Le temps me manque présentement pour démontrer par des observations et des exemples ce que la merveilleuse loi de guérison par la nature a d'immuable et d'universel ; comment elle nous explique la cause, l'origine de tous les phénomènes si variés de la maladie, leurs réactions diverses dans le travail médicamenteux naturel ; combien sa lumière projette de clartés partout autour de nous et nous donne des règles précises pour la direction du traitement, dont les effets se trouvent désormais prévus et calculés d'avance.

386. L'art de guérir se trouve élevé à la hauteur d'une science mathématique.

387. Les conséquences de la loi de guérison que nous avons découverte sont incalculables, surtout quand on songe qu'elles nous conduisent à la loi d'alimentation que nous entrevoyons déjà et dont nous travaillons à soulever un coin du voile.

388. Nous terminons ce chapitre, bien insuffisant pour l'importance du sujet, en rappelant que la loi de guérison est un acte instinctif et indéterminé de conservation, acte par lequel un être menacé rassemble et excite spontanément ses forces vitales pour les opposer à l'influence qui le menace et par lequel il tend à rejeter de sa sphère matérielle vivante tout ce qui peut troubler les conditions de son existence.

389. Cet acte spontané de la vie végétative est une loi de conservation qui dérive de la vie elle-même. Tous les êtres vivants sont invariablement gouvernés par cette loi à leur insu et en dehors de leur volonté ou de leur consentement.

390. Cette loi est immuable pour la vie de chaque être, comme sont immuables, pour la vie universelle des mondes, les lois de l'attraction, de la pesanteur et du mouvement.

391. Enfin la loi de la guérison, qui se confond avec la loi de conservation, est une loi nécessaire de la vie. Sans cette loi de conservation, la vie ne pourrait se maintenir ni se perpétuer : la mort et le chaos deviendraient éternels.

392. Heureusement cette loi de la nature échappe au pouvoir et à la vanité de l'homme. Il ne peut pas la remplacer par sa prétendue science. Il doit l'observer en imitant humblement la nature, son modèle divin.

DEUXIÈME PARTIE.

PRATIQUE

DE LA MÉDECINE NATURELLE.

XV

Du traitement naturel.

Étranger aux remèdes et agents toxiques de la médecine, le traitement naturel constitue une hygiène spéciale souveraine.

393. C'est un axiome en médecine que la *nature seule guérit.*

394. Un sentiment intime de conservation commun à chacun de nous, mais effacé par la culture des sciences de convention, et l'instinct des animaux, plus voisins de la nature que l'homme, nous montrent les *moyens* de guérison dans les plantes et les herbes *vertes*. La plus vulgaire observation nous apprend aussi que les *voies naturelles* de guérison sont les sécrétions et les excrétions.

395. La médecine naturelle se résume donc à nous guérir avec les simples, en expulsant du corps les germes et les matériaux de la maladie par des transpirations, des urines chargées, de la diarrhée ou par des vomissements, etc.

396. Composer un traitement avec les sucs concentrés des plantes fraîches dans le but d'activer les sécrétions de la peau, des reins, des voies digestives et intestinales, c'est donc remplir le vœu de la nature par une imitation sincère.

397 Cette imitation, éclairée de l'art et de la science, aidant et complétant son modèle, viendra victorieusement au secours de la nature médicatrice.

398. Ce traitement aura donc une vertu curative universelle, comme la nature elle-même. Identifié à l'action de la nature, qui seule guérit, le traitement naturel aussi guérira.

399. Cette méthode, enseignée, suivie et voulue par la nature, offrira effectivement le moyen universel de guérison rêvé de tout temps.

400. La saine raison et les faits le proclament heureusement à l'unanimité.

401. Nous sommes simplement logique avec le bon sens, avec les guérisons journellement obtenues et avec la nature, dont nous reconnaissons la seule autorité.

402. L'observation journalière nous apprend combien la nature est simple dans ses moyens. Le traitement naturel que nous faisons connaître résume ces mêmes moyens, et les élève au plus haut degré de puissance curative. Nous devons à la vérité et à l'humanité de le proclamer bien haut.

403. Le traitement naturel est composé de la *séve* et des *sucs* de *plantes fraîches*, séve et sucs *concentrés* pour la conservation et pour la condensation de leurs vertus.

404. Contrairement aux médicaments ordinaires doués de propriétés opposées, dangereuses ou conjecturales, nos innocentes préparations ont une action commune, tendent vers un but commun et unique, qui est la purification physiologique de toute l'économie vivante, pour rétablir l'harmonie de ses lois et de ses fonctions.

405. Ces préparations de plantes fraîches et salubres ne sont donc pas, à proprement parler, des médicaments ; elles rentrent dans l'hygiène alimentaire. C'est, en effet, par les voies de la digestion, de la nutrition et des sécrétions qu'elles agissent sur tous les tempéraments et tous les systèmes, quels que soient le malade et la maladie. Leur action dépurative vivifiante est *physiologiquement* curative et préservative.

406. Ce traitement produisant un surcroît d'activité spéciale dans le travail digestif, nutritif et éliminatoire, les humeurs se fluidifient, les germes et matériaux de la maladie se dissolvent, rentrent en circulation, et sont bientôt éliminés. Le sang, ainsi purifié, se régénère et va vivifier toute la masse du corps, auquel il rend la vigueur et la santé, comme un air pur et vif ranime un convalescent. Or, rétablir tout le corps, c'est rétablir aussi ses parties et ses organes; c'est ainsi qu'il faut entendre le traitement naturel comme base fondamentale et universelle de guérison, sauf à lui adjoindre des moyens locaux dans les affections locales invétérées avec dégénération des tissus.

407. Facile à suivre, même en travaillant, et en toute saison, ce traitement rend la santé aussi sûrement qu'un bon repas composé de bon pain, bon vin et bonne viande entretient la vie. Mais il faut le suivre avec une volonté ferme et non légèrement.

408. Quelque souverain que soit le traitement naturel, il faut bien comprendre qu'il ne peut faire des miracles, et que son efficacité s'arrête devant les lésions profondes des organes et les dégénérescences.

409. Cependant, les guérisons de maladies de toutes sortes, rebelles à la médecine ordinaire, obtenues depuis six ans, sont dans la proportion inespérée de 2,700 sur 3,000 malades, ayant bien suivi le traitement. Ce qui donne en moyenne 9 guérisons sur 10 cas de maladies dites incurables.

410. Ces guérisons éclatantes obtenues par la véritable médecine naturelle s'effectuent toujours simplement par l'expulsion ou **L'ÉLIMINATION** des levains et des germes de la maladie dans les fluides et les humeurs nuisibles, au moyen des sécrétions, des sueurs, des transpirations et des évacuations intestinales.

111. Ce travail de dépuration universelle, en débarrassant l'estomac et toutes les voies digestives des matières qui s'opposent à la digestion et à l'assimilation des aliments, rend toujours l'appétit, et permet ainsi, avec l'aide d'une nourriture confortable, de *régénérer le sang* et de reconstituer le tempérament. C'est par ce double moyen de l'épuration et de l'alimentation qu'on parvient à *soustraire du corps ce qui est mauvais* et à *renforcer ce qui est bon*; là est toute la médecine.

PARALLÈLE

DU TRAITEMENT NATUREL ET DU TRAITEMENT CORRESPONDANT DÉGÉNÉRÉ DE LA MÉDECINE ORDINAIRE.

I. *Dépuratifs du traitement naturel.*

412. Sucs concentrés de plantes fraîches ou vivantes récoltées en pleine séve. Digérés et assimilés comme les aliments, ils exercent une stimulation physiologique sur toute l'économie qu'ils pénètrent dans toutes ses profondeurs ; ils relèvent les énergies vitales, communiquent au sang une fermentation qui le purifie ; ils activent les fonctions digestives et nutritives, stimulent la sécrétion de la bile, des urines et des sueurs, et toutes les sécrétions; ils possèdent surtout la

I. *Dépuratifs de la médecine ordinaire.*

Infusion ou décoction de plantes sèches ou mortes, administrées comme simples véhicules ou adjuvants mécaniques pour charrier du dehors les humeurs nuisibles. — Ce mode dégénéré d'administration des plantes fait considérer avec raison ces dernières comme inertes. La confiance éteinte des médecins dans la vertu des plantes les fait souvent remplacer par de simples boissons délayantes ou de l'eau simple. — Comme dépuratifs, on leur a substitué le mercure, le propriété souveraine de *dissoudre* et de remettre en circulation les germes et ferments des maladies. Ces sucs dépuratifs, vivifiants, sont extraits de plantes toniques, amères, digestives, résolutives, fondantes, apéritives, diurétiques, désobstruantes, agissant toutes vers un but commun, et se fortifiant les unes par les autres.

413. Abstention absolue des métaux comme dépuratifs, mercure, cuivre, arsenic, etc., dont l'action toxique fait tant de victimes.

cuivre, l'arsenic, etc., et mille préparations métalliques.

II. *Périodes évacuatives du traitement naturel.*

414. Ici, les purgatifs n'ont par eux-mêmes aucune action irritante ; ils sont composés de sucs laxatifs rafraîchissants. Les évacuations auxquel-

II. *Purgations de la médecine ordinaire.*

Les purgatifs administrés par les médecins sont (textuel) des *dérivatifs*, produisant une *irritation locale plus ou moins vive dans l'estomac* et

les ils donnent doucement lieu ont été préparées par l'usage préalable de sucs dépuratifs ; elles expulsent avec abondance les éléments morbides dissous et remis en circulation par le travail dépuratif. — Nos préparations évacuatives font constamment disparaître toute inflammation ou irritation des voies digestives qu'elles *rafraîchissent* avec toute l'économie. Leur action n'est pas locale, mais elles sont digérées et se répandent dans toutes les parties du corps pour les purger de tous les principes impurs contraires à l'harmonie de la vie.

les *intestins* pour y déterminer une *révulsion* à la manière des *vésicatoires* et des *rubéfiants*. Les évacuations des humeurs nuisibles ne sont donc plus le but de ces purgatifs, mais une *irritation dérivative* ou une perturbation dans la marche de la maladie. — Depuis Molière, les médecins affectent de trouver ridicule de purger la masse du corps et des humeurs. Périsse plutôt l'humanité ! — Pouvais-tu prévoir, ô grand Comique ! que, pour échapper à tes traits plaisants, la docte corporation allait à l'avenir gravement porter le feu dans les entrailles de ses moribonds? C'est pourtant l'énormité qu'elle commet chaque jour en méconnaissant le principe et en dénaturant en fait le moyen universel de guérison enseigné, suivi et voulu par la nature.

III. *Régime.*

415. Alimentation confortable; pour boisson, bouillons bien nourrissants, afin de répondre aux besoins de l'estomac, qui ne demande qu'à digérer dans la suite du traitement.

III. *Régime.*

Ce qui précède fait facilement deviner le régime : diète, nourriture débilitante, boissons acidules pour tempérer l'irritation des voies digestives provoquée par des purgatifs irritants.

XVI

Marche. — Économie pratique et durée approximative du traitement naturel.

416. Dans le traitement naturel, des périodes *dépuratives* alternent avec des périodes *évacuatives*. Les premières préparent les secondes. Elles ne purgent pas, mais stimulent et relèvent les énergies vitales; elles rendent au sang la force de se purifier, elles dissolvent les amas durcis des débris organiques et des humeurs en stagnation, germes et réceptacles de la maladie. Les périodes évacuatives expulsent à leur tour ces éléments morbides, dissous et remis en circulation par le travail dépuratif.

417. On répète alternativement ces deux périodes,

une, deux, quatre fois ou plus, selon la gravité ou l'ancienneté de la maladie. Les *forces reviennent* avec le traitement, qui *dissipe constamment toute inflammation et irritation des voies digestives*, et qui devient ainsi le rafraîchissant par excellence.

418. Nous ferons remarquer que si les affections les plus invétérées, rebelles à la médecine ordinaire, cèdent à ce traitement souverain, on le doit à deux conditions rigoureuses : aux préparations faites par nous-même avec les *plantes fraîches* que nous cultivons et que nous récoltons spécialement. Les sucs de ces plantes employées *vivantes* ou en *pleine sève*, conservent toute leur puissance de vie *végétative*, que nous transmettons à l'économie *végétative* appauvrie de l'homme. Les plantes sèches sont *mortes* : la mort est stérile. Mais la vie transvasée et conservée dans nos préparations de plantes fraîches donne seule la vie.

419. Dans notre combinaison, dans l'emploi de ces préparations, chacune de ces dernières ajoute son action propre à l'action générale, et concourt à une *dépuration* et une *révivification* complète de l'économie. Les sucs concentrés, usités dans les périodes dépuratives, provenant de plusieurs variétés de plantes, activent les fonctions digestives et nutritives, opèrent le travail de la dissolution et la séparation des matériaux usés et détritus de la vie organique, et, nous le répétons, accroissent singulièrement l'énergie de toutes les fonctions vers le double but de l'assimilation et de l'élimination. Ensuite, pour arriver par degrés et sans secousses aux évacuations éliminatrices les plus complètes, les transitions de la période dépurative à l'évacuative sont ménagées par les sucs laxatifs rafraîchissants. Tous les chantiers de la vie, doucement et profondément épurés, sont à peine soustraits au calme de leurs fonctions normales, sauf la réaction qui se produit doucement.

420. En raison de la merveilleuse solidarité qui règne dans l'économie vivante, toutes les régions du corps, redevenues saines et fortes par cette dépuration méthodique, et consécutivement par les digestions bien faites de bons aliments, envoient aux parties malades la force qui leur manque pour se rétablir, ce qui constitue la nature médicatrice.

421. Pour arriver à la guérison d'une maladie, on ne peut préciser absolument la durée de ce traitement. Cela tient à une foule de circonstances dépendantes du malade. Mais voici une règle générale : on suit le traitement environ dix-huit jours dans les affections légères, la prédisposition aux maladies ; on va à trente-six jours et à soixante-douze jours dans les maladies chroniques. Lorsque l'économie générale est bien épurée et remise en bon état par un mois ou deux de traitement, si la maladie qu'on combat n'est pas entièrement disparue, ce qui n'a lieu que dans les cas d'affections invétérées, tenant à une constitution mauvaise ou à des organes lésés, on a alors recours aux moyens locaux et symptomatiques d'une médication spéciale appropriée, et au traitement naturel supplémentaire dont il est question au dernier chapitre de ce livre.

422. On finit par refaire entièrement sa constitution, dans les cas les plus difficiles, en reprenant le traitement naturel quinze jours ou un mois au retour de chaque printemps et à l'automne suivant.

XVII

Préceptes généraux raisonnés sur la pratique du traitement naturel.

423. Nous allons faire connaître, pour être soigneusement observées dans la pratique, les règles générales applicables à la médecine naturelle.

424. Ces règles ont essentiellement pour objet de surveiller les fonctions digestives, nutritives, *assimilatrices* et *éliminatrices*, qui sont les seules voies de restauration et de guérison suivies par la nature.

425. Nous avons démontré, en effet, que, pour rétablir la santé quand on a le malheur de l'avoir perdue, il faut à la fois fortifier et épurer le sang, cet agent le plus précieux de la vie, mais le plus prodigué et le plus maltraité. Qu'une réprobation générale retombe sur la criminelle pratique de verser le sang par les saignées, ou de l'affaiblir par une aveugle diète! L'horreur instinctive que nous éprouvons à la vue du sang répandu n'est-elle pas le cri de la nature qui se révolte devant ces pratiques abominables!

126. Au lieu de répandre la vie à flots par des saignées, nous la délivrons des germes de la maladie, et nous la renforçons par l'assimilation d'une nourriture substantielle!

127. Au lieu de la priver de ses éléments nourriciers, nous lui apportons les renforts solides d'une nourriture réparatrice.

128. On voit que nos instructions doivent porter particulièrement sur les fonctions transpiratoires, urinaires et intestinales et sur celles de l'estomac.

129. Or, nous avons vu les influences de la vie extérieure, tels que : les variations de température, le froid, une mauvaise alimentation, une habitation malsaine, les excès, les passions, la fatigue, etc., être les causes perturbatrices de ces importantes fonctions dont le trouble amène toujours un dérangement dans la santé. Si nous devons aux strictes observances de l'hygiène la conservation de la santé, en préservant de tout trouble les fonctions digestives, nutritives, assimilatrices et éliminatrices, combien, à plus forte raison, ne devons-nous pas redoubler ces observances une fois que le trouble fonctionnel n'a pas été évité par inadvertance et qu'il a produit la maladie?

430. Il faut bien se soumettre à des règles d'économie pour conserver sa fortune; mais quand on l'a perdue et qu'on veut la refaire, il faut joindre à la peine d'un travail opiniâtre une économie plus grande encore. Eh bien! vous qui venez afin qu'on vous donne les moyens de refaire votre santé, vous êtes dans la position critique d'une personne ruinée.

431. Si donc vous manquez de courage pour endosser le fardeau du traitement naturel; si vous ne pouvez vous soumettre, jusqu'à complète guérison, à la peine d'avaler les breuvages nécessaires, ni aux soins redoublés d'une hygiène sévère, ne tentez pas la guérison, continuez de languir dans la ruine de votre santé. C'est une loi inéluctable de la vie, que le bien ne peut se conquérir qu'au prix de la lutte et du sacrifice.

432. Le traitement naturel de l'hygiène éliminative et assimilative bien suivi donne l'assurance d'une lutte victorieuse contre la maladie; mais il faut de la volonté et de la persévérance, autrement on devient l'obstacle à sa guérison.

433. J'insiste encore sur la persévérance dans le traitement pour tâcher d'en faire bien comprendre toute l'importance. Le corps d'un malade ressemble à une source plus ou moins encombrée de vase. Si, en pratiquant le curage de la source, on ne rejette que quelques pellées de vase après l'avoir remuée dans toutes ses couches, on soulève des gaz méphitiques et l'on trouble davantage l'eau de la source, non-seulement sans profit, mais avec perte. C'est après un nettoyage complet qu'on peut seulement rendre l'eau saine et limpide. Donc n'entreprenez pas le curage de votre corps à moins de le faire complet.

434. Nous allons tracer le programme que tout malade doit remplir s'il veut sérieusement reconquérir la santé. Il peut se résumer en ces quatre points :

1° Prendre le remède à l'heure voulue ;

2° Éviter les refroidissements par les *transitions brusques* d'une température donnée à une température plus basse ;

3° Prendre une nourriture confortable en dégageant les voies digestives ;

4° Exercice *modéré* du corps et de l'esprit.

435. J'ai fait cette remarque, singulière en apparence, mais entièrement conforme à la nature des choses : plus un malade éprouve de répugnance pour les breuvages, plus il a besoin d'y recourir. La répugnance décroît à mesure que le besoin d'être purgé se fait moins sentir. Cela s'explique et se conçoit clairement : quand le corps commence à se débarrasser de la surabondance des humeurs altérées qui l'encombraient, l'estomac, déjà en partie dégagé, perd sa prédisposition aux nausées, et, comme on l'explique vulgairement, le cœur est plus ferme et ne se soulève plus à l'approche du remède.

436. D'ailleurs les sucs bien épurés des plantes n'offrent aucune répugnance et peuvent toujours se prendre sans difficulté. Si la prévention ne s'y attachait pas, on les prendrait à peu de chose près comme on prend un aliment : les trois quarts des malades les avalent ainsi. A l'autre fraction des malades j'ai à leur apprendre que ces préparations sont faites avec tant de soins et de propreté, et avec les sucs si bien dépurés des plantes, qu'elles paraissent appétissantes à ceux qui les fabriquent.

437. Je reviens à la répugnance de quelques rares personnes pour les médicaments. Je vais essayer de l'expliquer dans son essence même, afin de jeter une lumière de plus sur cette question de la plus haute importance dans la pratique. Le mal vous visite toujours en tyran, s'il a accès chez vous. Quand il trouve un réceptacle et un aliment dans les humeurs altérées de votre corps, il s'y installe, s'y impose, s'identifie en vous et devient partie constituante de vous-même. Or, nous avons vu le mal intelligent dans l'économie de son existence; avec son point d'appui sur les humeurs du corps, il monte jusqu'aux régions nerveuses et subtiles des facultés sensitives, qu'il adultère et pervertit au point de dénaturer les sensations du goût et de l'odorat, et de les détourner, par une prévention et une répugnance maladive, du remède souverain, libérateur de la vie, son ennemi. Ceci vient encore expliquer ma précédente observation, que plus un malade éprouve de répugnance pour les remèdes, plus il a besoin de ces remèdes, et que la répugnance ou la prévention décroissent avec le même besoin.

438. Vous donc qui faites étalage de votre répugnance pour les remèdes, et qui la parez si complaisamment du beau nom de nature fine et délicate, vous nous apprenez simplement que vous avez le malheur de vivre en compagnie du mal vivant, identifié en vous dans une surabondance d'humeurs altérées et corrompues.

439. Nous apercevons une image exacte de ce fait désolant dans le mal moral. Un esprit plongé dans les ténèbres de l'ignorance professe pour les lumières supérieures de l'éloignement et de la répugnance en raison de l'épaisseur des ténèbres dans lesquels il vit engourdi et oblitéré.

440. — Mode d'administration des préparations. — Les considérations suivantes trouvent naturellement leur place ici. Les sucs concentrés dépuratifs, assimilateurs, n'exigeant pas un régime à part, pourvu qu'on ne s'écarte pas des règles d'une saine hygiène alimentaire, et n'amenant aucun état critique bien sensible, si ce n'est quelques phénomènes de réaction qu'on dissipe par la période évacuative, il ne sera ici question que des purgatifs éliminateurs. Pour prendre un purgatif éliminateur, il faut être à jeun. En voici la raison : si l'estomac n'avait pas digéré les aliments du dernier repas, le purgatif pourrait causer une indigestion.

441. Le plus souvent, on choisit le matin pour se purger, parce qu'alors on n'a pas mangé depuis la veille. On peut aussi choisir toute autre heure du jour, pourvu que l'estomac soit libre.

442. Malgré ce qui a été dit plus haut, les personnes dont le palais est encore sensiblement affecté par la saveur, très-supportable toutefois, des remèdes purgatifs, peuvent, aussitôt la déglutition, se rincer la bouche avec de l'eau fraîche, et mettre fondre lentement ensuite dans la bouche une tablette de menthe anglaise.

443. Après avoir avalé le remède évacuant éliminateur de la manière prescrite, on reste environ deux heures sans rien prendre; puis à la première garde-robe, on boit une bonne tasse de bouillon dégraissé, s'il n'existe pas de répugnance pour lui. On continue d'en boire trois ou quatre fois une moindre quantité dans le courant de la matinée. Si l'on a de l'éloignement motivé pour le bouillon, on recourt à une infusion de thé, ou de tilleul, ou de feuilles d'oranger, etc.

444. Le premier repas qui suit la purgation peut avoir lieu environ cinq heures après la prise évacuative. La nourriture doit se composer comme il est dit plus loin.

445. Au choix sévère de la nourriture qu'il faut faire les jours de purgation, il faut ajouter le calme et le repos de l'âme, et éviter avec soin les sujets de colère et d'émotions vives. Un exercice modéré, sous le double rapport moral et matériel, est recommandé. Les excès, de quelque nature qu'ils soient, en ces jours de réserve, peuvent avoir des suites fâcheuses. Alors la médecine, détournée de son but, ne fait pas de bien et peut causer beaucoup de mal. Pareillement, la chaleur bienfaisante réchauffe vos membres engourdis par le froid, mais elle les brûle si vous ne savez pas bien en diriger l'emploi dans les conditions voulues.

446. — Quelques généralités sur les doses. — On ne peut jamais déterminer sans tâtonnements la dose qui convient le mieux à chaque malade. Pour se fixer à cet égard, on prend conseil de son expérience, et toujours on commence par la dose la plus faible. Les doses dépendent de l'âge, de la force, du tempérament, des organes attaqués, et surtout des résistances de la maladie; enfin, elles peuvent varier pour la même personne en raison de ses dispositions particulières.

447. En ce qui concerne les remèdes évacuants, si une première dose n'a pas produit les évacuations voulues, il faut l'augmenter pour arriver aux effets attendus. Il faut bien se pénétrer qu'une dose purgative insuffisante occasionne plus de gêne qu'une dose suffisante, parce qu'elle met en mouvement les humeurs sans pouvoir parvenir à leur évacuation, et que les évacuations seules peuvent soulager. Mais si elles n'ont pas lieu, c'est en pure perte qu'on soulève les humeurs.

448. Contrairement à l'opinion des médecins, qui envisagent si à tort une purgation comme la production locale d'une action irritante, en général une personne faible et débilitée a besoin d'une plus forte dose de purgatif qu'une personne robuste. On trouve l'explication de ce fait dans cette fonction physiologique, savoir : que les humeurs provenant toutes des matériaux usés et corrompus de l'organisme qui les chasse normalement du corps par la seule puissance de la vie, ces humeurs exigent pour leur expulsion artificielle, dans l'état affaibli de maladie, un degré d'efforts proportionnés à la faiblesse ou à l'épuisement des forces de la vie elle-même. Dans tous les cas, si une dose de remède éliminateur n'est pas suivie de son effet dans le moment voulu, il faut renouveler, le jour même ou les jours suivants, la dose pour arriver à la détente du ventre et à la débâcle des matières; autrement, il pourrait survenir un état plus ou moins gênant.

449. Beaucoup de malades se figurent hâter leur guérison en doublant la quantité du médicament prescrit. C'est une erreur qui a ses dangers, car les facultés de l'estomac ont des limites qu'il ne faut pas dépasser : on peut avoir une indigestion de remèdes comme on a une indigestion d'aliments.

Les malades qui voudront commencer l'emploi d'un remède dont ils ne connaissent pas encore l'action sur leur tempérament, doivent avant tout s'assurer à quelle dose on le prescrit habituellement, commencer par la dose moyenne, puis l'augmenter ou la modifier à mesure que ses effets sont bien observés. Cette règle de simple prudence épargnera toujours des regrets. Est-ce que, quand on mange un mets pour la première fois, on ne se tient pas sur la réserve, ignorant encore si l'estomac pourra le bien supporter ? A ce point de vue, il n'y a pas de différence à établir entre le médicament *hygiénique* et l'aliment : l'un guérit, l'autre nourrit, tous deux par le même canal des fonctions digestives. C'est pour cela que chacun peut se guérir comme on s'alimente, et que l'art d'entretenir la vie du corps doit se confondre un jour avec celui de lui donner la santé.

450. Pour proportionner les doses aux âges, on établit en général que, de vingt à soixante-dix ans, on prend la dose entière ; à deux ans, le huitième ; à quatre ans, le quart ; à dix ans la moitié. La vieillesse comme l'enfance demande des doses proportionnellement décroissantes. Ces règles sont loin d'être absolues.

451. Nécessité d'une bonne chaleur douce — Dangers du froid rigoureux et du grand bain le jour d'une purgation. — Le froid saisissant a la propriété de resserrer le tissu cellulaire, de refermer les pores de la peau; il devient ainsi un obstacle au libre cours des sécrétions. Cette explication fait comprendre combien une bonne et douce chaleur du corps, régulièrement entretenue, en évitant de passer brusquement du chaud au froid, devient nécessaire pour favoriser les évacuations.

452. Tout le monde connaît les dangers d'une *sueur rentrée* par suite d'un changement brusque de température. On doit éviter pour la même raison, un jour de purgation, les dangers plus graves encore pouvant résulter *d'excréments* et *d'urine rentrés* par suite d'un *refroidissement subit* du corps. Je crois en avoir dit assez pour faire éviter, durant *toute la journée* de la purgation, les refroidissements, les fraîcheurs, les courants d'air, l'humidité. Il faut bien dire aussi que trop de chaleur peut avoir ses inconvénients, et qu'une boisson un peu fraîche est quelquefois favorable. Pendant une température *très-froide*, quand il gèle fort, c'est une mesure très-bonne que de verser de l'eau bouillante dans le vase qui doit servir de récipient.

453. On peut suivre le traitement naturel en toute saison, à la seule condition d'éviter des refroidissements brusques. Le degré de sensibilité au froid devient pour chacun la mesure des soins à prendre pour s'en préserver. Tout cela est donc relatif.

454. Le temps le plus favorable pour prendre un grand bain, c'est avant de commencer le traitement ou pendant la période dépurative du traitement. Mais il ne faut jamais se baigner le jour d'une purgation ou les jours qui suivent immédiatement.

455. Enfin, pour en terminer avec la température, je recommande de porter, dans les saisons froides, toute la durée du traitement naturel, des vêtements de laine et de se couvrir la peau de flanelle. Les habits de toile et de coton sont impropres à maintenir la chaleur du corps d'une manière constante, parce que s'échauffant et se refroidissant avec une grande promptitude, ils subissent et font subir au corps toutes les variations de chaud et de froid extérieurs.

456. *Remarque importante touchant la température pendant la période évacuative.* — Le froid doit être considéré ici d'une manière toute relative. Une température même très-basse peut n'être pas défavorable, si elle est précédée d'un froid plus grand. Ce qui est contraire absolument, c'est la brusque transition du chaud au froid, qui a lieu même dans les plus chaudes saisons, et qui est toujours suivie du resserrement des tissus. Pendant l'été, par exemple, si nous descendons rapidement de 20 à 10 degrés de chaleur, le moment devient contraire. Pendant l'hiver, si nous allons, par exemple, de 10 à 5 degrés de froid, le moment devient propice.

457. Régime. — Alimentation. — En même temps que nous soumettons le sang à la dépuration éliminative, nous le fortifions par les apports d'une nourriture substantielle; de sorte que, dans une action simultanée, le corps se dépouille des éléments de la maladie et se régénère. Aussi arrive-t-il que l'usage des évacuations alternant avec celui des dépuratifs fortifiants et toniques, aidées d'une bonne alimentation, loin d'épuiser les forces, les rétablit tout en dissipant la maladie dans la cause qui la produit. C'est ainsi que nous arrivons à la santé, sans même passer par la convalescence.

458. Je dois ici expliquer un point important pour dissiper les frayeurs des personnes qui redoutent les indigestions, et ne comprennent pas encore qu'on peut prendre des aliments en temps de maladie.

459. Qui est-ce qui s'oppose à la digestion de bons aliments pris en quantité convenable? Ce sont les matières humorales accumulées dans l'estomac ou attachées à ses parois internes. Ces humeurs mortes et décomposées ne pouvant livrer passage à la vie, ni servir de conducteur à l'afflux nerveux venu du plexus solaire pour opérer la digestion, arrêtent l'innervation fermentescible des aliments. La digestion languit ou est interrompue; le fluide nerveux digestif, ne trouvant pas son emploi, rebrousse chemin et cause les mille désordres connus sous les noms d'aigreurs, gastrite, gastralgie, gastro-entérite, etc., etc. Donc, si nous délivrons les voies digestives des humeurs causes premières de ces désordres, les fonctions de l'estomac se rétablissent et les aliments sont digérés. Or, c'est ce que nous accomplissons ponctuellement.

460. Pourquoi la médecine classique redoute-t-elle les aliments, et prescrit-elle la diète à ses victimes? C'est parce qu'au lieu d'expulser la cause du mal, elle la retient dans le corps comme le loup renfermé dans la bergerie, et que l'estomac est condamné, de par la médecine de la Faculté, à rester avec son ennemi, malgré les efforts de la nature méconnue qui veut s'en débarrasser par les nausées, les maux de cœur et les envies de vomir. Mais qu'importent ces avertissements salutaires de la nature aux abois? Ils sont impitoyablement dédaignés, et, au lieu de favoriser le vomissement alors, on refoule dans le corps tous les éléments de la maladie! Comment voulez-vous donc que les aliments puissent être digérés dans ce cloaque infect, surtout si une *bonne* saignée vient de son côté baisser encore les sources de la vie?

461. L'expérience confirme ces explications rationnelles. L'appétit revient toujours à mesure que l'appareil digestif se dégage de ses humeurs encombrantes par le traitement essentiellement rationnel qu'elle prescrit. Jamais on n'a à craindre une indigestion, aux conditions, bien entendu, que les sujets soumis aux traitements ne fassent pas d'excès en nourriture, qu'ils la choisissent saine, qu'ils mangent à leur appétit, et qu'ils ne s'écartent pas du régime. Des personnes encore imbues des pratiques déplorables de la médecine de l'erreur seront satisfaites, je le crois, de ces explications, qui demandent le simple bon sens pour être senties.

462. Je l'ai dit : l'appétit revient à mesure que l'estomac se dégage. Or, chaque jour de traitement emporte avec lui un nouveau déblai de matières humorales.

463. Mais il faut une nourriture saine et *choisie*, composée en majorité de viandes grillées ou rôties, et de bon vin, avec abstinence de crudités, de salaisons et de laitage (ces dernières prescriptions ne sont applicables qu'aux périodes évacuatives). On comprend facilement qu'une bonne nourriture est recommandée pour enrichir le sang, source de la force et de la vie. On comprend peut-être moins bien toute la sévérité dans la prohibition des crudités aux jours de purgation éliminatrice, etc. Je vais en donner une courte explication. Ces aliments pauvres renferment une grande quantité de principes inférieurs, mal élaborés, qui contractent une facile alliance avec les matières délétères humorales soulevées et mises en mouvement. En conséquence, ces aliments s'opposent directement au but proposé par la médication. Quant aux viandes et poissons salés, ils portent en eux un commencement de fermentation putride masqué par une salaison toujours imparfaite, s'annulant sous l'empire d'une santé vigoureuse, mais trouvant, dans les humeurs en mouvement du corps, les ferments animés de la pire espèce.

464. Bouillon. — Boisson. — Tisane. — Le bouillon doit être fait avec du bon bœuf, auquel on peut ajouter de la volaille et surtout du bon mouton. Après avoir enlevé la graisse qui surnage, on en boit une première tasse deux heures environ après avoir pris la médecine ; c'est-à dire au moment où celle-ci commence à produire son effet. On continue d'en boire trois ou quatre demi-tasses, selon l'état et la disposition du malade, à la suite des selles, dans l'intervalle qui conduit jusqu'au premier repas. Dans l'après-midi, si l'estomac éprouve des besoins, il ne faut pas négliger de recourir encore à ce bouillon réconfortable. Les personnes qui ne pourraient tolérer le bouillon, pour des motifs exceptionnels, le remplaceront par du thé, ou une infusion de feuilles d'oranger.

465. J'ai déjà eu occasion de dire, dans le cours de ce travail, qu'il faut toujours boire chaud, *aux heures où s'effectuent les évacuations*, et éviter avec soin de boire froid ; j'en ai fait comprendre la raison. Je reviens sur ce sujet, parce qu'il a une importance capitale, et que bon nombre de malades, encore imbus des pratiques contraires de l'ancienne médecine, ont une funeste tendance pour les boissons froides et acidulées. Il faut bien qu'on sache que les boissons tièdes désaltèrent mieux, et que les froides provoquent des coliques en figeant les humeurs, en les arrêtant dans leurs cours, et en neutralisant l'effet de la dépuration éliminative. Notons que ceci n'a pas rapport aux périodes dépuratives.

466. Il est si nécessaire d'entretenir les voies digestives et tout le corps dans une bonne chaleur douce, qu'il est prescrit de boire du thé en mangeant, en guise de vin, toute la durée du premier repas seulement qui suit la prise de la purgation, de le prendre à satiété et bien chaud. Souvent, à la faveur de cette pratique séduisante pour le goût, les effets de l'évacuation se prolongent une partie du reste du jour, c'est ce qu'on peut souhaiter de plus heureux. Si toutefois on avait du dégoût pour les boissons chaudes pendant les repas, on en disposerait autrement. Il est bien entendu qu'il n'est ici question que du premier repas qui vient après une prise évacuative.

467. Au second repas qui suit la purgation, il n'y a plus d'inconvénient à boire froid. Le vin coupé avec moitié d'eau de Seltz constitue une boisson qu'on savoure ordinairement avec délices, par suite des privations de boissons analogues dans la journée. On peut, bien entendu, remplacer l'eau de Seltz par l'eau ordinaire. Il est inutile de dire qu'il n'est nullement recommandé de boire chaud aux repas dans la période dépurative.

468. Les autres boissons qui peuvent être prises concurremment avec le bouillon et le thé, dans le cours du jour, sont plus particulièrement des infusions de plantes dépuratives, et au besoin de feuilles d'oranger, de fleurs de tilleul, ou de l'eau sucrée.

469. On a dû remarquer déjà le contraste qui existe entre ce régime et celui de la médecine classique. Cette dernière, en effet, prescrit, un jour de purgation, du bouillon aux herbes, des boissons tempérantes et acides, des limonades, etc., c'est-à-dire tout ce qui doit amoindrir l'effet de la purgation, au lieu de l'amender. Je signale ces différences au jugement du bon sens et de la raison.

470. De la marche et de la durée des traitements. — Quelquefois le mal a pris un tel empire sur le corps du malade, qu'il y règne en maître absolu et qu'il rejette de l'estomac le remède destiné à l'attaquer. C'est alors seulement qu'on fait jouer les batteries du vomitif éliminateur, pour l'évacuation par les hautes voies de l'ennemi retranché dans l'estomac, qui lui sert de forteresse. Une fois maître de ce poste avancé, on lui dépêche chaque matin une bonne garnison qui, de là, va prendre l'offensive contre les légions ennemies des intestins pour en provoquer la débâcle. Les évacuations successives par les garde-robes et les urines chargées, sont le signal des victoires gagnées sur les armées du mal.

471. En d'autres termes, il faut toujours arriver au dégagement de l'estomac par des vomissements, si l'encombrement des humeurs ne lui permet pas de garder le remède. L'estomac étant dégagé par un vomitif, il finit par conserver les médicaments qui doivent déterminer la détente par les voies basses.

472. Les premières matières évacuées sont ordinairement composées de la partie grossière des aliments rejetée de la digestion, accumulée dans les intestins avec un mélange de glaires et de bile. Les matières suivantes sont composées presque entièrement de sérosités, de glaires, de bile et d'humeurs, variées de caractère et de formes. Tantôt elles sont banchâtres, tantôt verdâtres, tantôt noirâtres, tantôt cendrées; tantôt elles sortent en boules desséchées, tantôt elles sont comme de fausses membranes. Les matières verdâtres et noirâtres annoncent les pires espèces: elles sont si brûlantes et si caustiques qu'elles occasionnent souvent, à leur passage à l'anus, une cuisson très-vive. Ce sont ces matières délétères qui causent les coliques dans les jours d'évacuations: elles se fixent aux parois intestinales et sont souvent très-difficiles à détacher. Il faut bien se garder de résister jamais au besoin de les rejeter.

473. Il n'y a que le travail alternativement dépuratif et évacuatif d'un traitement éliminateur, aidé d'un bon régime et d'une chaleur douce bien entretenue, qui finit par les décoller et les faire partir. La chaleur les liquéfie et les détache; le froid les fige et les fixe. C'est pour cela que le froid intempestif, ou une boisson froide, prise un jour de purgation, provoque des coliques persistantes. Il ne faut pas non plus perdre de vue que les médicaments éliminateurs, continuant d'aller chercher dans tous les recoins de l'organisme les matières morbifiques jusqu'à ce qu'il n'en reste plus, les amènent encore dans les voies intestinales, en même temps qu'ils expulsent les anciennes. On touche maintenant du doigt les raisons pour lesquelles les traitements de la médecine éliminative doivent être prolongés un temps suffisant, et ne doivent pas être inconsidérément interrompus.

474. Quand la constipation reparaît à la suite d'un traitement, ou que des coliques persistent, preuve qu'il reste encore des matières âcres et brûlantes dans les intestins, il faut reprendre le traitement.

475. Si l'on objectait la longueur de quelques traitements, j'y répondrais et je dirais : Quand vous venez pour la première fois demander la santé à la médecine éliminative, elle a beaucoup à faire pour vous : elle a à payer toutes vos dettes de jeunesse, tous vos écarts et toutes vos souffrances de la vie, car tout cela dort accumulé dans le portefeuille de votre organisme. Vous croyez tous ces anciens reliquats soldés par la médecine palliative, votre perfide amie; mais elle n'a fait que des promesses à vos créanciers. Il vous reste à payer le principal avec de lourds intérêts. Trop heureux encore si la médecine sanguinaire n'a pas épuisé votre actif vaillant par la diète et par de copieuses saignées.

476. Et pour réparer un si triste passé, et pour faire face aux échéances qui arrivent, et pour faire rentrer un bon roulement de fonds dans votre caisse épuisée de la vie, vous vous plaignez de quelques semaines, de quelques mois peut-être ! En vérité, vous ne connaissez pas le prix du trésor qui vous arrive, pour ne pas dire que vous êtes bien ingrat.

477. En effet, la médecine éliminative, en réparant les maux et les fautes du passé, prépare la santé de l'avenir. Avec elle, plus de prédispositions aux maladies. Enfin, à l'aide d'un traitement printanier, suivi chaque année, on jouit d'une santé perpétuelle et on attend une vieillesse exempte d'infirmités. Je viens de dire la vérité vraie.

478. Des malaises quelquefois éprouvés dans le cours du traitement, de la réaction et des crises curatives. — Les agents éliminateurs épurants de la nouvelle médication n'ont pas une action locale ni limitée aux voies digestives, ni entravée par un faux régime, comme dans la médecine classique, mais leur action s'exerce dans le torrent de la circulation, dans tous les plis de l'organisme et jusque dans les détails insondables de la nutrition, où elle va porter des renforts et un surcroît d'activité à l'élimination des matériaux et des détritus usés du travail vital végétatif. Ce grand travail épurateur, pratiqué sur tous les chantiers de la vie organique, ne peut s'exécuter sans que le corps n'en ressente les secousses et les chocs infinis sous forme de frémissements, de saccades, de surexcitation fébrile et de malaises passagers.

479. Ces malaises sont intenses en raison du besoin que le malade a d'être traité : ils sont la mesure du mauvais état de son corps.

480. Aussi, les premiers jours d'une évacuation éliminatrice, certaines personnes éprouvent-elles vivement ces symptômes, pendant quelques heures, à partir de la première évacuation, au point de se croire quelquefois bien malades. Qu'elles se rassurent : cet état se dissipe bientôt et est toujours suivi, le reste de la journée, d'un grand repos et d'un grand bien-être ; mais il recommence chaque matin, pour quelques heures seulement, puis disparaît pour être suivi d'un nouveau bien-être. Après peu de jours de traitement, alors que le corps est déjà débarrassé du plus gros des matières humorales, tout malaise cesse : le travail éliminateur se poursuit sans secousses.

481. Cependant il arrive quelquefois, à des époques plus ou moins avancées du traitement, une fièvre plus ou moins vive d'une durée d'un à trois jours. Cette fièvre est une crise curative de la na-

ture. C'est un redoublement de luttes entre le remède qui agit et le mal de mauvaise nature pris dans ses derniers retranchements et brusquement réveillé pour prendre, malgré lui, la route des évacuations. C'est alors surtout qu'il faut persévérer dans l'usage des évacuants éliminateurs, et bien suivre le régime 561-567.

482. Les éliminateurs *évacuatifs*, qui constituent les *périodes évacuatives* du traitement naturel, exigent rigoureusement l'exécution des règles qui viennent d'être données, sous peine de manquer le but de la médication, qui doit toujours être une guérison *radicale* et complète.

483. Les *dépuratifs* assimilateurs, qui constituent les *périodes dépuratives*, ne demandent pas le même régime dans les jours de leur administration, parce que, ne provoquant pas les déjections comme les purgatifs, ils dispensent de l'usage du bouillon et autres boissons destinées à favoriser particulièrement les garde-robes.

484. Je dois dire qu'il est généralement préférable de prendre un médicament sous la forme liquide ou en poudre impalpable, parce qu'arrivant délayé dans l'estomac, il le fatigue moins sur un point donné, et est plus tôt et plus facilement absorbé et entraîné par le torrent de la circulation.

485. Je termine ces préceptes généraux par la recommandation expresse de les lire attentivement, de les lire plusieurs fois, parce qu'il est nécessaire

13

les bien connaître avant de commencer le traitement naturel dont *l'instruction pratique* fait l'objet du chapitre suivant.

XVIII

INSTRUCTION PRATIQUE RAISONNÉE

Pour suivre le traitement naturel par correspondance, et mettre chacun à même de se guérir.

486. Nous avons précédemment exposé l'économie du traitement dans sa marche : nous avons dit qu'il se compose de périodes dépuratives assimilatrices alternant avec des périodes évacuatives éliminatrices, les premières préparant les secondes.

487. Les préparations qui composent le traitement, obtenues avec les sucs dépurés et concentrés de plantes fraîches récoltées dans toute la vigueur de la séve, se prennent volontiers, et même souvent, avec plaisir, à l'agréable surprise de la majorité des consommateurs.

488. Outre la présente *instruction*, nous avons donné précédemment dans ce livre des *préceptes généraux* raisonnés sur la pratique du traitement, et plus loin on trouvera les *observations générales sur les cas particuliers qui peuvent se présenter dans la marche du traitement.*

489. Voici le sommaire de l'instruction pratique :

Périodes dépuratives assimilatrices.

Manière de prendre les sucs dépuratifs assimilateurs.
Durée des périodes dépuratives assimilatrices.
Conseils sur le régime à suivre pendant les périodes dépuratives assimilatrices.

Périodes évacuatives éliminatrices.

Quand faut-il arriver à la période évacuative ?
Manière de prendre les préparations de séve éliminatrice.
— — la mixture évacuative.
— — la poudre évacuative.
— — l'élixir évacuatif.
— — les dragées évacuatives.
Durée des périodes évacuatives éliminatrices.
Régime des périodes évacuatives éliminatrices.

Des différentes manières de commencer le traitement.

1° Dans les maladies aiguës ; 2° dans les maladies chroniques et dans le déclin des maladies aiguës, avec encombrement des voies digestives; périodes évacuatives préalables par les voies basses ou par les voies hautes; de l'opportunité de l'emploi du *vomitif* éliminateur, de son mode d'administration.

Quand les périodes évacuatives doivent-elles être évitées par prudence ?
Quand est-il possible, sans nuire à la guérison, de ne pas suivre les périodes évacuatives, mais à la condition de remplacer ces dernières par le régime d'abstinence?
Des différentes manières de faire usage des sucs dépuratifs assimilateurs.
Régime d'abstinence remplaçant quelquefois les périodes évacuatives.

Périodes dépuratives assimilatrices.

490. Les périodes dépuratives assimilatrices préparent les périodes évacuatives. Elles ne purgent pas, mais elles stimulent et relèvent les énergies vitales, elles donnent au sang la force de se purifier, elles préparent de paisibles réactions.

491. Ces périodes, qui peuvent être qualifiées de *vivifiantes*, consistent simplement dans l'usage, deux ou trois fois par jour, des sucs assimilateurs dépuratifs, comme il est dit plus bas, et conformément au régime des périodes dépuratives.

492. Les deux périodes du traitement suivies tour à tour et reprises alternativement, accomplissent ensemble un travail d'assimilations et d'éliminations dans les matières encombrantes de l'économie. C'est la nutrition ou digestion divisée à l'infini sur tous les points de l'organisme, qui reprend et utilise les matériaux nombreux restés sans emploi; les parties utilisables sont assimilées et rentrent dans le concert de la vie active. Les résidus impropres à de nouveaux services sortent de leur stagnation, sont dissous, remis en circulation dans les humeurs fluidifiées, et sont éliminés dans les périodes évacuatives.

493. *Manière de prendre les sucs dépuratifs assimilateurs.* — On en prend une cuillerée à bouche : matin, midi et soir, ou bien matin et soir seulement ; on élève ou l'on diminue les doses suivant l'aptitude de son estomac, qui se fortifie par l'usage des sucs.

494. On prend les sucs dépuratifs assimilateurs une heure avant ou deux heures après les repas ; il est surtout très-bon de les prendre le soir en se couchant ; ils agissent bien à la faveur du repos dans le sommeil. On les verse et on les fait dissoudre dans un demi-verre d'eau fraîche ou tiède, à son goût. On peut les prendre purs, mais ils présentent alors moins d'efficacité. Il convient de prendre un repas dans l'intervalle qui sépare deux doses. Il ne faut jamais prendre en une seule fois les doses réunies d'une journée. On donne une cuillerée à café aux enfants, plus ou moins forte, jusqu'à l'âge de quatre ans ; puis une demi-cuillerée à bouche à ceux de quatre à dix ans.

495. *Durée des périodes dépuratives assimilatrices.* — Le but des périodes dépuratives est d'appeler la réaction, comme celui des périodes évacuatives est de l'apaiser. En effet, selon la loi médicatrice de la nature, la vie réagit contre le mal ; elle réagit d'autant plus vivement qu'elle est plus puissante ; sa réaction est le gage du rétablissement de la santé ; mais la réaction, si elle n'est tempérée, se manifeste par l'inflammation, l'irritation, la fièvre, etc. Sans réaction, pas d'espoir de guérison ; l'absence de réaction est le fait d'une vie trop faible pour lutter contre l'invasion du mal qui triomphe sans combattre. Aussi est-ce la plus redoutable des maladies celle qui se déclare sans fièvre, sans inflammation ni douleurs ; c'est le sombre tableau de la vie vaincue sans pouvoir combattre, parce que sa faiblesse rend toute résistance impossible.

496. La période dépurative assimilatrice a pour but précisément de ranimer les actions vitales, de stimuler l'économie, de lui rendre la force pour engager une réaction nécessaire contre le principe de la maladie chronique, qui règne sur le corps asservi comme un tyran sur un peuple conquis.

497. Ce qui précède suffit pour faire prévoir et pour calculer les effets des périodes assimilatrices sur l'économie. Aussi la règle est de cesser l'usage des sucs assimilateurs dépuratifs, et d'arriver à la période évacuative éliminatrice dès qu'il se manifeste soit une exagération des symptômes habituels de la maladie, soit des malaises, soit des plénitudes d'estomac, soit des éruptions, soit une constipation opiniâtre, soit le réveil d'une vive sensibilité dans la région d'une affection locale ancienne, soit des phénomènes inflammatoires partiels ou généraux.

498. La règle de la durée des périodes dépuratives vient d'être posée en principe. En fait, cette durée varie habituellement en moyenne de six à douze jours : elle peut être plus longue et plus courte.

499. *Conseils sur le régime à suivre pendant les périodes dépuratives assimilatrices.* — Le régime qu'il faut observer pendant qu'on fait usage des sucs dépuratifs assimilateurs, est des plus simples. On continue ses occupations, son genre de vie ordinaire, et ses habitudes en tant qu'elles ne sont pas de nature à entretenir la maladie qu'on combat, ou à contrarier les règles d'une saine hygiène.

500. Il faut, autant qu'on le peut, prendre des aliments de choix, bien nutritifs et de facile digestion.

501. Le régime des périodes dépuratives permet l'usage du laitage, des fruits mûrs, de la salade, du tabac, du café, des épices, du vin, des liqueurs, le tout à titre de *dessert*, et avec une *extrême modération* ; il faut s'en abstenir absolument, s'il résulte du malaise de cet usage même modéré. On prend des boissons chaudes ou froides à son goût, mais jamais glacées.

502. Ce régime n'empêche donc pas de se livrer à toutes ses occupations habituelles, et permet même de voyager. Il n'en sera pas de même pour le régime des périodes évacuatives exposées plus de loin.

503. Quelque facile et large que soit le régime des périodes dépuratives assimilatrices, n'oublions pas qu'il faut commencer par se soustraire aux influences qui peuvent faire renaître la cause de la maladie; et par renoncer à un genre d'alimentation ou à certains aliments capables de nourrir et d'entretenir la maladie qu'on porte en soi.

504. Combien de malades prennent quatre fois plus de nourriture qu'il n'en faut pour vivre, et restent maigres et faibles; cet excédant de nourriture alimente leur maladie.

505. L'usage *modéré* des bonnes choses est toujours excellent; mais l'*abus* devient *toujours* une cause ou une aggravation de maladie.

506. Comme beaucoup de maladies chroniques naissent, s'entretiennent et se perpétuent sous l'empire de l'usage, poussé jusqu'à l'excès, du vin, du café, du thé, des liqueurs, du tabac, et que d'autres maladies trouvent les conditions de leur existence, souvent leur raison d'être dans la consommation de mauvais aliments : charcuterie, poissons salés, mauvais fruits, boisson malsaine, il est indispensable de faire cesser ces conditions d'insalubrité, pour combatre victorieusement ces maladies.

N'oublions jamais cette règle : se choisir une nourriture saine et substantielle; veiller à ne *jamais surcharger son estomac.*

507. On a généralement le tort de trop manger : la table tue plus d'hommes que l'abus des plaisirs, du travail, et même que les ravages du temps.

508. La constipation est presque toujours le résultat d'une nourriture trop abondante ; or la constipation est le point de départ de presque toutes les maladies.

509. Il n'est pas besoin de recommander les conditions les plus salubres d'habillement, d'habitation et de vie extérieure.

510. Terminons cet exposé rapide de la règle de conduite des personnes en traitement, par quelques brèves considérations de l'ordre moral. L'hygiène est au corps ce que la morale est à l'âme ; l'hygiène est la morale du corps, comme la morale est l'hygiène de l'âme. Souvent une maladie du corps est doublée d'une maladie de l'âme, et la première ne peut se guérir sans la seconde. Malades, vous avez de grands combats à vous livrer à vous-mêmes pour reconquérir une double santé, vous n'y parviendrez que par un double assaut livré aux passions de l'âme et aux penchants du corps. La victoire ne sera jamais que le prix du sacrifice, de la volonté et de la persévérance.

511. Préférant m'exposer à des redites que de ne pas faire sentir suffisamment l'importance du régime et de l'hygiène, je répète :

512. Pour prétendre à une guérison sans retour de la maladie, il faut se soustraire aux influences, aux habitudes, aux passions qui peuvent en faire renaître ou entretenir la cause. Trop souvent, on est soi-même le principal obstacle à sa guérison. Le traitement vous guérit, mais une pente fatale d'incroyable indifférence vous entraîne vers les causes funestes de la maladie et vers l'oubli des règles les plus élémentaires de l'hygiène, comme si les soins de la santé n'étaient pas le plus impérieux de nos devoirs.

513. Je renvoie donc à toutes les prescriptions de l'hygiène privée, et je recommande une volonté ferme et soutenue de briser avec les habitudes tyranniques de la maladie.

514. On doit, en tout temps, prendre une nourriture saine, mais surtout pendant qu'on suit le traitement; ne donner à l'estomac que les aliments qu'il peut digérer ; être sobre, de manière à éviter des digestions pénibles, la pire des choses! Tout ce qui fatigue l'estomac est toujours une cause imminente de maladie ou d'aggravation de maladie. A plus forte raison, quand l'estomac est malade, faut-il redoubler de soins pour le protéger.

Périodes évacuatives éliminatrices.

515. Une période évacuative éliminatrice se compose le plus habituellement, dans les conditions ordinaires, de trois jours d'évacuations dans l'ordre suivant :

516. Le premier jour, avec la mixture laxative de séve éliminatrice ;

517. Le deuxième jour, avec la poudre évacuative de séve éliminatrice;

518. Le troisième jour, avec l'élixir évacuatif de séve éliminatrice.

519. Si deux jours ou même un seul jour de purgation ont produit d'abondantes évacuations, ont procuré le soulagement désiré, on ne pousse pas plus loin la période évacuative.

520. Mais si les trois jours ont été insuffisants, on persiste dans la période évacuative avec celui des purgatifs qui paraît le mieux réussir.

521. S'il survient une réaction, ce qui est un signe d'acheminement vers la guérison, il faut continuer chaque jour les évacuations jusqu'à disparition de la crise.

522. Si la crise fait souffrir, pour s'en débarrasser plus tôt, on peut répéter les doses évacuatives à 6 heures du matin et à 6 heures du soir, en prenant un repas à son appétit vers midi, et du bouillon bien nourri entre les selles.

523. Si la crise persiste parce que les doses évacuatives sont insuffisantes pour vaincre la résistance du mal et décider les évacuations, on répète les doses entières ou à demi, toutes les heures ou toutes les deux heures, jusqu'à ce que la débâcle arrive. Il est bon, dans ces cas réfractaires, de varier les doses avec la mixture, la poudre, ou l'élixir. Souvent un lavement à l'huile ou à la graine de lin est bon.

524. Les personnes qui les préféreront et qui s'en

trouveront bien, pourront employer les dragées à titre d'évacuatif, à leur guise.

525. Les périodes évacuatives sont sédatives; elles calment, reposent et rafraîchissent, tandis que les périodes dépuratives représentent, conformément à la loi naturelle de guérison, la période de réaction ou d'accroissement de l'état inflammatoire, espoir et condition nécessaires de la guérison.

526. Nous avons dit que les périodes évacuatives éliminatrices correspondent à la période décroissante, au déclin, à l'état de suppuration des maladies aiguës, qu'elles apportent ainsi le calme et l'apaisement qui précèdent le retour de la santé.

527. Il ne faut pas d'équivoque et bien nous entendre. La sédation et le repos sont le but et le résultat final des périodes évacuatives; toutefois celles-ci ne sont pas toujours sédatives dans l'action, souvent même leur travail est accompagné d'un tumulte passager dans l'organisme vivant. Les principes humoraux morbides, aux prises avec les évacuatifs qui viennent les expulser comme des gendarmes, se révoltent souvent, surtout quand ils sont nombreux, puissants, et qu'ils ont vieilli dans des cellules de l'économie vivante comme des brigands dans une caverne. — Dans ces luttes suprêmes, poussés dans des directions diverses, subtils et fluidiques, issus des humeurs corrompues, les agents actifs de la maladie, violemment réveillés, exercent des violences à leur tour, et rendent momentanément l'état aigu aux symptômes de la maladie sous des formes anciennes ou nouvelles, et dans des régions souvent éloignées du siége primitif de la maladie.

528. Donc, dans le cours d'une période évacuative, il peut se produire et il se produit quelquefois des accès aigus, ou une névralgie, ou un mal de gorge, ou une fièvre, ou une douleur quelconque, etc. Loin de s'alarmer de cet accident, il faut s'en réjouir; loin de cesser la période évacuative, il faut la continuer avec redoublement, et l'accès ne tarde pas à disparaître : il dure au plus d'un à trois jours, le plus souvent quelques heures à peine. Toutes les mauvaises humeurs dont s'alimentent les agents de la maladie étant complétement évacuées, ceux-ci sont anéantis et expulsés par toutes les voies éliminatrices, le calme se rétablit et la santé renaît.

529. En résumé, les périodes évacuatives apportent avec elles, ou plutôt à leur suite, la cessation des souffrances, le repos et la guérison.

530. Il y a une distinction importante à faire remarquer entre le mode d'action des deux périodes du traitement naturel.

531. Les périodes dépuratives assimilatrices régénèrent la vitalité; elles provoquent l'ardeur et les phénomènes de réaction par la multiplication et l'excitation des forces vitales, qui se révoltent contre leur asservissement à la maladie. La période assimilatrice se résume en une réaction vivifiante et libératrice.

532. Les périodes évacuatives éliminatrices mettent au contraire les principes de la maladie chassés de leurs retraites aux prises avec les forces régénérées de la nature, désormais assez puissantes pour reconquérir leur indépendance.

533. La période éliminatrice se résume en un tumulte évacuatif qui aboutit à l'expulsion de la maladie et au triomphe de la santé. On comprend que pour arriver à ce résultat définitif et durable, il faille quelquefois passer par plusieurs périodes évacuatives alternant avec autant de périodes dépuratives, ce qui constitue essentiellement le traitement naturel.

534. *Quand faut-il arriver à la période évacuative?* — Conformément à ce que nous avons dit aux paragraphes 495-498, on effectue la période évacuative lorsque la dépurative a produit une réaction suffisante. Cette réaction apparaît sous une grande variété de formes : tantôt exagération plus ou moins forte des symptômes de la maladie chronique, qui tend à reprendre heureusement la forme aiguë, signe d'une prochaine guérison;

535. Tantôt réveil d'une ou plusieurs anciennes douleurs dans diverses régions du corps;

536. Tantôt et souvent une plénitude de l'estomac, de la gêne survenue dans les fonctions digestives; un trop plein des voies alimentaires;

537. Tantôt une sur-sécrétion de bile qui donne de l'amertume à la bouche ;

538. Tantôt une éruption sur une partie quelconque du corps ;

539. Tantôt de la fièvre, des impatiences, une excitation nerveuse ;

540. Tantôt de la constipation, de la soif, etc. ;

541. Tantôt enfin il survient même quelques nausées, un dégoût pour les aliments.

542. Ces phénomènes de réaction libératrice ne se présentent jamais tous ensemble ; souvent ils sont très-faibles et presque inaperçus, mais ils disparaissent *toujours promptement et facilement* par l'usage de la période évacuative dirigée avec méthode.

543. Je ne puis résister à l'entraînement de donner encore ici quelques explications à ce sujet.

544. Dans le cours de la période dépurative, les *sucs assimilateurs* et nourriciers ont assimilé une grande quantité de matériaux au profit de la somme vitale de l'économie, dont la force augmentée se révolte instantanément contre l'ennemi : la maladie. Comme, dans cette période, l'assimilation a été plus active que l'élimination, il résulte un encombrement de détritus alimentaires et nutrimentaires, qui se confond un moment avec la réaction.

545. La période évacuative ne se borne pas à rejeter ces détritus encombrants de la digestion et de la nutrition, elle élimine aussi les principes humoraux, germes de maladie dissous et remis en circulation par le travail des sucs dans la période dépurative.

546. C'est ici, je crois, qu'il convient de dire pourquoi les deux périodes ne peuvent être confondues dans leur marche, et doivent être suivies alternativement. Le pouvoir dissolvant des préparations de séve évacuative éliminatrice, nécessaire pour atteindre les germes humoraux des maladies, serait trop fort s'il était exercé simultanément et pareillement avec le travail assimilateur des sucs dépuratifs. L'élimination détruirait l'œuvre régénératrice de l'assimilation, voilà ce que nous évitons en ne confondant pas les deux périodes dans une marche simultanée, mais en leur donnant une impulsion alternative comme à deux jambes qui nous portent vers un but fixé.

547. Assez ordinairement, quand le moment de la période évacuative est arrivé, les *sucs* ne sont plus guère digérés; on ne les prend plus avec le même plaisir, parce que l'encombrement d'humeurs mises en mouvement par eux doit disparaître par des évacuations avant de reprendre et de continuer la période dépurative.

Manière de prendre les préparations de séve éliminatrice usitées dans les périodes évacuatives.

548. *Dose et mode d'administration de la*

MIXTURE LAXATIVE *de séve éliminatrice des plantes.* — La dose moyenne pour une grande personne est de cinq cuillerées à bouche, qu'on mesure dans une tasse ou un verre, et qu'on boit d'un trait, à jeun. Les enfants de dix ans prennent la demi-dose, ceux de quatre ans le quart de la dose.

549. Selon les susceptibilités de tempérament ou la résistance du mal, on peut modifier les doses, qu'il est souvent utile de répéter après trois heures d'attente restées sans effet. On peut quelquefois ne pas réitérer la dose quand il existe peu de malaise et qu'on doit prendre le lendemain la poudre purgative ou un autre évacuatif, comme dans les périodes évacuatives du traitement naturel. On se soumet au *régime* des jours d'évacuations ou périodes évacuatives.

Voir ce régime, 561-567.

550. *Dose et mode d'administration de la* **POUDRE ÉVACUATIVE** *de séve éliminatrice concrète.* —La dose moyenne pour une grande personne est de quatre paquets de 60 centigrammes. Les enfants de dix ans prennent la demi-dose, ceux de quatre ans le quart de la dose. — Voici la manière de prendre la *poudre évacuative:* mettez-la dans un verre, versez dessus une cuillerée d'eau fraîche; après quelques minutes d'imbibition de la poudre, remuez et délayez sans laisser de grumeaux, ajoutez pardessus trois nouvelles cuillerées d'eau, agitez bien et buvez d'un trait le matin à jeun, ou à toute autre heure, pourvu que les aliments du dernier repas soient bien digérés. On peut sucrer le mélange avec du sucre, ou avec du sirop d'orgeat, de groseilles ou de cerises, mais la poudre n'a aucun goût désagréable en la buvant. On prend aussi très-commodément la *poudre* dans un lait de poule.

551. Avant de connaître la dose qui convient personnellement, il est souvent préférable de commencer par une quantité moindre, sauf à la répéter après deux ou trois heures restées sans résultat. On diminue ou bien on élève ainsi les doses d'après les susceptibilités de tempérament et les résistances du mal.

552. On se soumet au *régime* des jours d'évacuations. Voir ce régime, 561-567.

553. *Dose et mode d'administration de l'*ÉLIXIR ÉVACUATIF *de sève éliminatrice.*—La dose moyenne, pour une grande personne, est de deux fortes cuillerées à bouche, qu'on mesure dans un verre à liqueur et qu'on boit d'un trait, à jeun. Les enfants de dix ans, prennent la demi-dose, ceux de quatre ans le quart de la dose.

554. Avant de connaître la dose qui convient personnellement, il est souvent préférable de commencer par une quantité moindre, sauf à la répéter après deux ou trois heures restées sans effet.

555. D'après les susceptibilités de tempérament ou la résistance du mal, on diminue ou bien on élève ainsi la dose.

556. On se soumet au *régime* des jours d'évacuations. Voir ce régime, 561-567.

557. *Dose et mode d'administration des* **DRAGÉES ÉVACUATIVES** *de séve éliminatrice.*— Comme *laxative* ou *déconstipante*, la dose est habituellement de deux à trois. Avant de connaître la dose qui convient personnellement, on en prend une quantité moindre. La dose moyenne *purgative* est de quatre à six.

558. On les prend, soit à jeun, et alors on se soumet au *régime* des jours de purgation; soit aux repas avec les aliments dans l'une des premières cuillerées de potage; dans ce dernier cas, le repas doit être composé d'aliments substantiels digestibles, de bon vin généreux, boissons toniques, avec abstinence de laitage, de salaisons et de crudités.

559. *Durée des périodes évacuatives.*—Le but de la période évacuative étant d'apaiser la réaction par l'expulsion des humeurs viciées, éléments en fermentation de la maladie, on fait cesser cette période, dès qu'on a obtenu le bien-être ou le calme désirés, par la disparition des symptômes de la réaction, ou par le rétablissement normal d'une fonction interrompue. Cette période peut durer d'un à plusieurs jours. Tantôt, en effet, un seul jour de douces évacuations suffit pour opérer un grand apaisement, tantôt aussi on rencontre des malades dont les humeurs durcies et recuites présentent une telle résistance qu'une période évacuative de trois à quatre jours ne les a pas ébranlées, comme si les évacuatifs avaient été dévorés par le mal. Dans ces cas très-rares il faut répéter les doses chaque jour; dans les cas graves, toutes les deux ou trois heures et provoquer des évacuations copieuses et *soutenues* jusqu'à l'obtention des résultats cherchés, ce qui n'arrive pas ordinairement sans tumulte organique dans les cas difficiles.

Régime des périodes évacuatives.

560. Après avoir pris les purgatifs de la manière indiquée plus haut, on évite de se refroidir par un changement brusque de température. S'il fait *sensiblement* froid dehors, il faut garder la chambre ; on peut se livrer au repos, si le corps le demande, ou à un exercice modéré. Mais il faut éloigner les fatigues du corps et de l'esprit, et, autant que possible, la colère, les emportements, et les vives émotions de l'âme.

561. On boit, environ deux heures après la prise du remède, si on le désire, une tasse de bouillon fait avec du bœuf, du mouton ou de la volaille et quelques légumes. Il doit être dégraissé, et fort ou faible, au goût du malade; on continue d'en prendre à chaque selle ou à peu près. Ceux qui n'aiment pas le bouillon gras, ainsi qu'il est recommandé pour les constitutions pléthoriques, peuvent le remplacer par du bouillon maigre ou des infusions de thé noir, de feuilles d'oranger, de tilleul, etc.; s'il existe de la répugnance pour les boissons, on s'en abstient. Il ne faut jamais rien prendre à contre-cœur que les médecines.

562. On s'abstient de boissons *froides* ou *acides*, qui ont l'inconvénient de resserrer les tissus, de figer les humeurs, de les arrêter dans leur cours et de donner des coliques. Mais il n'y a rien d'absolu à cet égard.

563. Le premier repas a ordinairement lieu cinq ou six heures après la prise du remède. On le compose d'aliments de facile digestion, tels que, un œuf, une viande grillée ou rôtie, du bon vin coupé avec de l'eau chaude un peu sucré, ou du thé qu'on boit chaud comme boisson du repas, ce qui est d'un effet excellent. A la suite de ce premier repas, si l'on a soif, on boit les infusions indiquées plus haut, ou du bouillon. Si l'estomac le désire, on peut délayer et prendre un œuf frais dans une tasse de bouillon, ce qui est excellent.

564. On évite, ces mêmes jours, les crudités, le laitage, les viandes et les poissons salés, les pâtisseries.

565. Le dîner se compose d'un bon potage, bonne viande, bon vin coupé avec de l'eau froide, ou de l'eau de Seltz. On mange à son appétit, mais avec modération. On ne se couche pas tard.

566. Pour se diriger dans les cas particuliers qui peuvent se présenter dans les périodes évacuatives, voir les *Observations générales*, 601–626.

Des différentes manières de commencer le traitement naturel dans des cas particulier.

567. On ne commence pas toujours le traitement dans l'ordre et la marche tracés au paragraphe 416 pour les cas les plus habituels de maladies.

1° Dans les maladies aiguës avec forte réaction, fièvre et inflammation bien prononcées, on conçoit que la période dépurative assimilatrice devienne inutile, puisque la réaction qu'elle devait amener existe déjà. Dans ce cas, c'est donc par la période évacuative qu'il faut commencer le traitement, l'action de cette dernière étant essentiellement antiphlogistique, sédative, et par conséquent de nature à substituer la sédation à la réaction.

568. S'il existait une fièvre excessive, capable de retarder ou de paralyser l'action des évacuants, on la calmerait préalablement par des applications de compresses d'eau sédative sur la tête et sur les articulations des mains et des membres, puis on administrerait les évacuatifs, qu'on répéterait au besoin toutes les deux ou trois heures jusqu'à l'arrivée des évacuations et jusqu'à ce que le malade soit mis hors de danger. On fait ainsi de véritables miracles de guérison. Cette pratique ferme et soutenue avec vigilance m'a *toujours* réussi, même dans les cas les plus graves, alors que le malade était menacé des maladies les plus redoutables. Je publierai prochainement mes observations détaillées sur un grand nombre de ces cas remarquables, de manière à mettre les lecteurs à même de pouvoir pratiquer sans crainte. Quand une fois on a l'expérience voulue, on n'a plus ni crainte ni hésitation. La fermeté d'exécution, alliée à la prudence qui s'inspire de la situation, donne la *certitude* du succès.

2° Dans les maladies chroniques et dans le déclin des maladies aiguës, lorsqu'il y a encombrement manifeste des voies digestives, il faut aussi commencer le traitement par une période évacuative. On arrive ensuite à la dépurative et on suit la marche habituelle.

3° Lorsque se présentent les conditions indiquées dans le chapitre suivant sur l'opportunité de l'emploi du vomitif éliminateur, on commence le traitement par ce vomitif; on arrive ensuite à prendre la marche habituelle du traitement.

569. *De l'opportunité de l'emploi du vomitif. —Quand est-il opportun d'employer le vomitif éliminateur?* — L'administration du vomitif est subordonnée à certains états du malade et de la maladie; mais cette administration, entourée des soins qui vont être indiqués, n'entraîne pas les inconvénients qui résultent quelquefois de l'ingestion brusque et mal calculée d'un vomitif en une seule prise; de plus, le vomitif éliminateur est doux dans son action et provoque les vomissements sans violence.

570. Quand il y aura nausées, envie de vomir ou vomissements, grande répugnance pous les médicaments, et même pour les aliments, que l'estomac ne les conservera pas, après s'être assuré que ces vomissements ne sont pas dus à une lésion organique incurable, on administrera le vomitif, et le lendemain on se purgera avec la mixture ou la poudre et, au besoin, le surlendemain pour la seconde fois, avant de commencer la première période dépurative du traitement. C'est une règle constante de se purger le lendemain d'un vomitif.

571. Mais quand il y aura simplement oppression supportable, bouche amère, embarras gastrique pas trop prononcé, etc., on attendra l'expiration de la première période dépurative pour prendre le vomitif.

572. *Dose et mode d'administration du vomitif éliminateur.* — Tous les quarts d'heure où toutes les demi-heures, on prend un petit paquet délayé dans une tasse d'infusion de fleurs de camomille romaine ou de feuilles d'oranger sucrée à volonté, ou bien, au besoin, dans de l'eau tiède. Quand les effets vomitifs paraissent suffisants, on arrête de prendre les petits paquets, dont le nombre absorbé peut varier de deux à six. — On boit de l'infusion de camomille ou de l'eau tiède dans les intervalles pour favoriser les vomissements : plus on boit, plus les vomissements deviennent faciles. Il faut généralement deux ou trois heures pour que les vomissements soient terminés.

573. Pour les enfants, on partage les paquets en deux, et en quatre parts pour les très-jeunes enfants; on leur fait prendre ces parts fractionnées tous les quarts d'heure, ou toutes les dix minutes.

574. Les vomissements terminés, on boit quelques tasses de thé, de feuilles d'oranger ou de tilleul. Après une heure environ de repos, on mange légèrement. On se borne à des aliments légers et confortables.

575. *Quand les périodes évacuatives doivent-elles être évitées par prudence?*

576. *Quand faut-il éviter les périodes évacuatives?* — Lorsque le malade est trop âgé, que la constitution est faible et le mal puissant, que des organes nécessaires à la vie sont profondément lésés; lorsqu'une existence paraît asservie à un état humoral vieilli dans l'organisme; lorsque, enfin, la force vitale ne présente plus assez de surface pour lutter victorieusement contre la puissance du mal, il convient de ne pas aborder carrément la période évacuative, il est prudent de se borner à des évacuations superficielles avec la séve laxative.

577. On peut dans les cas les plus graves se borner à l'emploi exclusif des sucs assimilateurs dépuratifs, en apportant des interruptions calculées dans cet emploi, conformément au paragraphe suivant, applicable aux cas d'affections assez légères pour ne pas exiger l'intervention des périodes évacuatives. On verra plus bas que ces dernières sont remplacées par des *interruptions* dans l'emploi des sucs ou par un régime d'abstinence.

578. *Quand est-il possible, sans nuire à sa guérison, de ne pas s'astreindre à suivre des périodes évacuatives?* — On peut remplacer la période évacuative par une interruption dans l'emploi des dépuratifs, lorsque la constitution est assez forte et le mal assez faible pour permettre d'opérer *par ré-solution* le travail obtenu de la réaction. Il faut, pendant cette interruption, qui peut durer de huit à quinze jours, suivre un régime capable d'activer les fonctions résolutives ou d'absorption, donner peu à faire aux fonctions digestives et nutritives par une nourriture moins abondante, afin que leur activité se reporte momentanément sur les produits de l'absorption. Ceux qui connaissent la physiologie me comprendront. Je vais tâcher de m'expliquer.

579. On comprend que l'usage prolongé de la période dépurative assimilatrice, aidée d'une alimentation substantielle, provoquant une réaction curative susceptible de se manifester par des malaises, des plénitudes d'estomac, des éruptions, de la constipation, par le réveil d'une vive sensibilité ou d'une douleur sur le siége d'une affection ancienne, etc., par une exagération éphémère des symptômes habituels de la maladie, de la fièvre, des phénomènes inflammatoires quelconques localisés le plus ordinairement dans les parties les plus faibles de l'économie vivante, on comprend que pour tempérer ou pacifier la réaction, il faut bien alléger le travail normal des fonctions éliminatoires par un régime d'abstinence, dès qu'on ne prête pas à ces fonctions le concours d'une activité spéciale par l'usage de la séve éliminatrice des périodes évacuatives.

580. Par conséquent, il faut substituer le *régime d'abstinence* aux périodes évacuatives, quand il est possible d'éviter ces dernières sans nuire à sa guérison.

581. *Des différentes manières de faire usage des* Sucs *assimilateurs* et *dépuratifs alimentaires.* — Nous avons établi trois modes dans l'emploi des *Sucs*, répondant aux trois états de santé assez bonne, de santé voisine de la maladie, et de maladie.

582. PREMIER MODE D'EMPLOI. — On en fait usage au quart ou à la demi-dose indiquée au paragraphe 493. Ils forment une boisson digestive et rafraîchissante au plus haut degré ; ils servent de pondération au maintien d'une assez bonne santé, mais desservie par des organes digestifs un peu lourds. — A ces doses réduites, les *sucs* forment une boisson que l'habitude rend agréable à prendre et que le besoin fait bientôt désirer, surtout deux ou trois heures après un repas copieux. On en suspend l'usage dès que les fonctions de l'économie sont bien allégées. L'habitude en règle bientôt l'usage. C'est la véritable hygiène conservatrice de la santé.

583. DEUXIÈME MODE D'EMPLOI. — On fait exclusivement usage des sucs dépuratifs, selon la manière et les doses données au paragraphe 493. On apporte de temps en temps des interruptions dans leur emploi, selon le paragraphe 579. Cet usage seul des sucs suffit dans un grand nombre de cas pour détruire une légère prédisposition aux maladies et beaucoup de maladies elles-mêmes. — Mais toute maladie sérieuse ou toute prédisposition à une maladie grave exige le troisième mode d'emploi suivant :

584. Troisième mode d'emploi. — Si la maladie a résisté à l'usage isolé et prolongé ci-dessus des sucs dépuratifs, ou si l'état du malade l'exige dès le début, on arrive au traitement naturel qui comprend le troisième mode d'emploi des sucs.

585. *Du régime d'abstinence.* — Quand nous avons observé la nature en travail pour interpréter ses œuvres de guérison et en chercher la loi, nous avons remarqué que la période décroissante des maladies arrivées au déclin n'était pas toujours caractérisée par un état de suppurations ou d'évacuations quelconques plus sensibles, et que la guérison arrivait d'emblée sans aucun surcroît apparent d'éliminations. Ainsi une contusion causée par un coup sur un membre produit une tumeur inflammatoire avec accompagnement de fièvre; la tumeur devient bleue, puis elle disparaît sans laisser aucune trace. La nature a opéré la guérison sans plaie, ni suppuration. Que s'est-il passé? le voici :

586. Le sang, sorti des vaisseaux rompus par la violence du coup, s'est extravasé et a formé la tumeur où il a subi une décomposition; changé en pus, il est rentré dans la circulation par l'absorption, pour être expulsé du corps par les voies infinies et imperceptibles de l'élimination. On dit, dans ce cas, que la tumeur ou une maladie quelconque *s'est guérie par* RÉSOLUTION.

587. On conçoit de suite que ce mode facile de guérison est le privilége des bonnes constitutions, et qu'un corps envahi par les mauvaises humeurs ou déjà épuisé par la maladie ne peut plus jouir de ce privilége. Nous allons néanmoins expliquer ce fait.

588. La RÉSOLUTION ne peut avoir lieu sans l'ABSORPTION. Or, le pouvoir absorbant des tissus cesse ou s'effectue mal dès que l'équilibre des fonctions n'existe plus, ou qu'il y a un trop plein dans les vaisseaux absorbants.

589. Or on a fait la remarque que le pouvoir des vaisseaux absorbants augmente avec la vacuité de l'estomac et des ramifications vasculaires digestives.

590. Donc, par une abstinence alimentaire calculée, nous venons en aide à la nature en multipliant les conditions favorables de la guérison par résolution; c'est la raison du *régime d'abstinence.*

591. Mais on a déjà compris aussi que le régime d'abstinence ne peut et ne doit être observé que par les personnes jouissant d'une bonne constitution et affectées d'une maladie légère ou d'une simple indisposition.

592. C'est l'abus du régime d'abstinence, sous le nom de diète, qui a fait et qui fait encore tant de victimes en l'imposant, dans la médecine classique, aux malheureux malades que la nature ne peut plus guérir sans le secours des périodes évacuatives aidées d'une bonne alimentation.

593. N'est-il pas consolant de voir enfin la lumière se faire sur une question restée jusqu'ici si obscure, et de rétablir la vérité des rôles après tant de stériles controverses?

594. La *diète* ne doit donc pas être condamnée absolument; elle a une raison d'être et peut rendre de grands servies. On en a fait abus, est-ce une raison pour rejeter son sage emploi ?

595. C'est son usage raisonné et méhodique que nous établissons sous le nom de *régime d'abstinence*.

596. Nous avons déjà dit que ce régime demande à être observé dans les cas où il est possible de ne pas passer par les périodes évacuatives du traitement naturel, sans nuire à la guérison (voir le § 579).

597. On retrouve le régime d'abstinence dans les meilleures fondations religieuses, car une bonne religion ne doit pas seulement avoir pour but le salut de l'âme, mais aussi la santé du corps. Malheureusement l'abus finit toujours par se substituer à la règle.

598. La sagesse hygiénique du carême a quelquefois dégénéré en criminels jeûnes et macérations. Le jeûne forcé est un crime de lèse-nature, comme la diète maladroite est un crime de lèse-humanité.

599. Le RÉGIME D'ABSTINENCE se résume dans les conseils touchant l'hygiène alimentaire donnés sous les paragraphes 499-515, avec cette seule différence qu'il faut beaucoup plus rester sur son appétit, éviter une nourriture forte, les viandes noires, salées, la charcuterie, les épices, les desserts lourds, le vin, le café, les liqueurs, mais donner la préférence aux viandes légères, au poisson frais, œufs, légumes, fruits cuits, pour boisson de l'eau pure ou coupée d'un filet de vin. — N'oublions jamais que le *régime d'abstinence* ne convient qu'aux personnes pléthoriques, replètes, qui sont dans les conditions de pouvoir remplacer les périodes évacuatives par ce régime, selon l'enseignement des paragraphes 579-581.

XIX

OBSERVATIONS GÉNÉRALES

Sur les cas particuliers qui peuvent se présenter dans la pratique du traitement naturel, indispensables à lire et à relire avec attention.

600. On peut suivre le traitement naturel en toute saison, mais surtout au printemps et à l'automne. Le principal est de ne pas s'exposer brusquement à une température inférieure à celle où l'on se trouve. L'hiver, il n'y a pas plus d'inconvénients que l'été, dès qu'on maintient l'équilibre de la chaleur du corps.

601. Les personnes que leurs occupations tiennent éloignées de chez elles tout le jour, peuvent, pendant les périodes évacuatives, prendre leur remède le soir en rentrant aux lieu et place du dîner : l'effet se produit dans la soirée ; elles dînent à 11 heures ou minuit, elles se couchent et sont libres le matin.

602. La durée de la période dépurative est subordonnée aux règles établies dans le cours de l'instruction pratique.

603. On peut quelquefois mettre plusieurs jours d'interruption et même plusieurs semaines dans la marche du traitement après chaque période évacuative, pour laisser à la nature le temps d'agir. Dans les affections graves ou réfractaires, chez les personnes fortement constituées, il ne faut pas d'interruption.

604. Les préparations du traitement naturel sont liquides ou en poudre impalpable, parce que l'état solide ou pilulaire est moins favorable à leur efficacité. Cependant les DRAGÉES ÉVACUATIVES *de séve éliminatrice* sont quelquefois utilement employées à titre accessoire dans la marche du traitement.

605. Le traitement par lui-même *n'irrite jamais;* il doit être continué tant qu'il soulève des humeurs brûlantes qui causent de la soif, et dont les évacuations sont toujours suivies d'un soulagement et d'un sentiment de fraîcheur avec bien-être.

606. Une grande soif, pendant les périodes évacuatives, est la preuve qu'il faut continuer le traitement, de même que la constipation qui pourrait survenir ou résister.

607. La couleur noire ou l'odeur infecte des matières évacuées est le signe d'une maladie grave et plus longue à guérir.

608. Le manque ou le trop peu d'évacuations ne prouve pas qu'on n'a pas d'humeurs, mais l'ancienneté, l'épaississement et l'adhérence de ces mêmes humeurs de mauvaise nature, d'où il résulte qu'il faut persévérer avec un redoublement d'énergie dans le traitement.

609. Si une constipation opiniâtre persistait dans les périodes dépuratives, ce qui est rare, il faudrait prendre de temps en temps, pendant ces périodes, dans une cuillerée de potage, au principal repas, une à trois dragées évacuatives de sève éliminatrice, ou mieux encore le matin à jeun. On pourrait tenter de remplacer, au moment opportun, ces dragées par un lavement additionné d'une ou deux cuillerées d'huile de ricin.

610. On peut prendre un lavement dans l'après-midi, ou le soir d'un jour de purgation, si on le juge utile pour faciliter les déjections.

611. Il peut se présenter le cas très-exceptionnel où toutes les doses absorbées de *mixture*, de *poudre* et d'*élixir*, pour trois jours de la période purgative, n'amènent pas d'évacuations ; il faut répéter les mêmes doses, particulièrement celles de la *poudre*, ou prendre à plusieurs reprises les dragées citées plus haut, ou bien enfin donner un lavement à l'huile de ricin ou un vomitif, pour faire cesser les malaises, en déterminant les évacuations empêchées par la résistance très-grande du mal ; puis, reprendre le traitement dans sa marche régulière.

612. Il ne faut jamais prendre de bain les jours d'une purgation ou les deux ou trois jours qui la suivent immédiatement.

613. Les maladies aiguës qui se déclarent subitement demandent à être attaquées par les évacuatifs répétés, d'abord. On vient ensuite à la période dépurative, qu'on fait suivre de nouvelles évacuations.

614. Une maladie localisée qui change de place dans le cours du traitement, est une preuve que la médication s'est rendue maîtresse du mal, mais alors il faut bien se garder de l'interrompre, il faut la continuer avec un redoublement d'intensité.

615. Il arrive habituellement qu'une maladie chronique revient à l'état aigu pour parvenir à la guérison. Dans ce cas, il peut en résulter quelques malaises passagers, effets inévitables d'une réaction salutaire. C'est un bon symptôme qui apprend que la nature reçoit du traitement assez de force pour lutter activement contre le mal. Une douleur locale, réveillée sur le siége d'une ancienne affection, est l'expression de la lutte libératrice entre la vie et le mal. Il faut surtout alors persévérer dans le traitement.

617. S'il arrive des malaises, ce qui n'a lieu que dans les maladies invétérées et les constitutions très-négligées, ou que par suite d'*évacuations interrompues* dans leur cours, il faut bien se pénétrer qu'elles ne sont jamais causées par nos préparations, qui n'ont par elles-mêmes aucune action irritante, mais par la présence des humeurs âcres et brûlantes soulevées des profondeurs de l'organisme. Ces humeurs délétères sont quelquefois si âcres, que leur passage par la gorge ou par l'anus y produit une cuisson comme un fer rouge.

618. L'expulsion des humeurs délétères, par des *évacuations réitérées*, dissipe toujours ces ardeurs et ces malaises; elle ramène à sa suite la fraîcheur et le bien-être.

619. Il survient quelquefois une fièvre éphémère plus ou moins intense : elle est occasionnée par le soulèvement d'humeurs de mauvaise nature qu'il faut expulser par la continuation du traitement, et la fièvre disparaît. C'est un grand travail que la guérison par le traitement naturel, qui vient à la fois réparer les écarts et les souffrances de la vie, rétablir la santé du présent et préparer celle de l'avenir. Ce travail, c'est la lutte et le sacrifice sans lesquels nul bien durable ne peut être acquis.

620. Les femmes peuvent continuer la période dépurative du traitement pendant les indispositions mensuelles : c'est une élimination qui vient s'ajouter à la première sans lui nuire; elle la favorise même beaucoup; mais il convient de faire coïncider le premier jour d'une période évacuative avec le dernier jour de l'époque mensuelle.

621. Si l'on vomit les médicaments, s'il existe des envies et des besoins de vomir, il faut se faire vomir, avant de commencer le traitement, avec le *vomitif éliminateur*, à la fois doux et efficace, qui épargne toute violence dans les efforts du vomissement. Si l'on vomit dans le courant de la journée, après avoir pris un évacuatif, *mixture* ou *poudre* ou *élixir* le matin, c'est que ce vomissement était nécessaire pour débarrasser l'estomac des glaires ou de la bile qui l'encombraient.

622. Dans le courant du traitement, s'il survenait un dégoût trop prononcé, comme cela arrive quelquefois pour les aliments qu'on ne peut digérer, ce serait la preuve que l'estomac ne les digère pas à cause des humeurs qui y persistent et qui refusent de partir par les voies basses; dans ce cas, il faut recourir au vomissement éliminateur qui enlève l'obstacle par les voies hautes, et qui fait faire un pas immense vers le terme de la guérison, en soulageant instantanément le malade. C'est la récompense de la volonté et de la persévérance qui, seules, mènent au but.

623. Si un accès de migraine, de fièvre intermittente ou d'une affection périodique violente à laquelle on est sujet se produisait au moment de prendre une dose évacuative, il faudrait ajourner la prise de cette dose pour ne pas s'exposer à une indigestion du remède. Si le remède était administré, et s'il survenait une indigestion pour la cause ci-dessus, il conviendrait de prendre un vomitif pour atténuer les souffrances de l'indigestion en rendant l'estomac libre par les voies hautes.

624. Pendant toute la durée du traitement, il faut s'abstenir *absolument* de médicaments opiacés, de morphine, de pavots, de laitue, ainsi que d'astringents qui neutraliseraient l'effet dépuratif et curatif de la nature.

625. C'est par un bien-être inaccoutumé, par la régularité et l'harmonie rétablies des fonctions qui donnent les joies intimes de la santé, que vous êtes averti de l'œuvre accomplie du traitement.

626. Pour plus de détails, nous renvoyons aux *préceptes généraux raisonnés* donnés dans ce livre.

XX

Du traitement naturel complémentaire antidiathésique, à doses pondérables atténuées.

627. Il y a des états de la maladie caractérisés par une infection générale de l'économie, changeant toutes les conditions de la vie organique au point d'en dénaturer les sources conservatrices, et de faire dégénérer l'ensemble des conditions vitales en une constitution toute morbifique. Dans cet état lamentable, ce n'est plus la vie qui règne en souveraine, mais c'est la mort qui vit dans un cadavre ambulant.

628. La maladie arrivée à cet état de diathèse et de cachexie extrêmes, laisse peu d'espoir de guérison; mais elle offre des degrés qui l'éloignent ou la rapprochent plus ou moins de ce type désespéré, et qui permettent encore souvent à la nature quelques chances de salut.

629. C'est dans ces conditions difficiles que l'action curative du traitement naturel est souvent complétée par une prolongation de ce traitement, modifié et dirigé plus exclusivement vers l'accroissement des forces vitales dépétrées des humeurs morbides. La modification du traitement prolongé consiste, en fait, dans l'emploi à doses pondérables atténuées, de nos préparations adaptées aux divers états diathésiques, comme il sera expliqué plus tard.

630. Nous nous bornons, aujourd'hui, à mentionner ce travail, qui a une grande importance pratique, en temps qu'il complète l'œuvre curative du traitement naturel dans les cas les plus difficiles. Il sera publié seulement dans une édition ultérieure de ce livre.

XXI

Formules des préparations qui composent le traitement naturel.

631. Rappelons ici que le traitement naturel est essentiellement général, c'est-à-dire que son action s'exerce à la fois sur toutes les parties et dans toutes les régions de l'économie vivante, en vertu de la solidarité qui règne dans un corps organique.

632. La médecine naturelle, même lorsqu'elle guérit un mal local, n'agit que par un résultat des efforts communs de l'économie tout entière. Par conséquent, nous devons donner à la nature des aides d'une action généralisée le plus possible, des dépuratifs assimilateurs généraux, des réactifs, des évacuatifs éliminateurs et des reconstituants généraux.

633. Le lecteur a déjà conclu que le meilleur des dépuratifs fortifiants est la réunion intelligente ou la fusion de toutes les plantes dépuratives toniques.

634. La raison de nos formules, qui contiennent un grand nombre de plantes analogues, vient d'être donnée.

635. Plus d'un lecteur cherchera dans ce petit livre le mode d'emploi isolé des plantes à l'état simple avec leur application à chaque maladie. C'est un travail qui nous ramenerait à l'impuissance de l'ancienne médecine, et qui ne peut avoir lieu utilement que pour des applications locales.

636. Les maladies invétérées résistant toujours à l'action impuissante des plantes sèches ou isolées, force est de s'adresser à l'efficacité souveraine et irrésistible des plantes fraîches ou vivantes, élevées, comme nous l'avons dit ailleurs, au plus haut degré de puissance curative par la concentration de leurs sucs et par la réunion étudiée des espèces, qui multiplient encore leur force par leur mélange.

637. Nous ne sortirons pas de notre cadre des préparations faites avec les sucs concentrés des plantes fraîches pour le traitement naturel général.

638. Toutes ces préparations seules concourent victorieusement à l'unité médicatrice de la nature.

639. Leurs formules ont été publiées dans les éditions antérieures de ce livre; elles sont l'objet d'un SUPPLÉMENT à la présente édition, et sont suivies des procédés de cultures, de récoltes et de manutentions qui n'ont pas encore été mis à jour. — Ce supplément paraîtra prochainement.

TABLE DES MATIÈRES.

Pages

A tout le monde 5

Avertissement de la troisième édition 7

Préface de la première édition 19

Introduction de la médecine naturelle 25

1re partie. — Doctrine et enseignement 35

Doctrine de la médecine naturelle. 35

La médecine naturelle est une hygiène spéciale de la digestion et des fonctions de nutrition : assimilation et élimination 85

De la vertu souveraine des plantes *fraîches* dépuratives, alimentaires. — Les forces médicatrices de la nature siégent dans les fonctions de digestion et de nutrition. — Les préparations des sucs concentrés de plantes qui composent le traitement naturel sont essentiellement assimilatrices et éliminatrices 99

Résumé et considérations générales sur l'art de guérir, mis à la portée des familles. 105

La médecine naturelle attestée par des guérisons sans précédent dès les premiers jours de sa révélation 111

Réflexions sur l'avénement de la médecine naturelle. — Demander l'avis de certains médecins sur la médecine naturelle, c'est demander à un aveugle son opinion sur les couleurs. 115

L'une des plaies incurables de la vieille Ecole: la multiplicité des nomenclatures et l'ignorance de la nature des maladies. 125

L'unité de maladie conduit à l'unité de médication. 131

L'intervention de la médecine ordinaire réduite à quelques cas d'affections locales invétérées. . 135

Simplification du diagnostic en médecine naturelle. 139

Enseignement de la nature dans ses voies et moyens de guérison 143

De la médication naturelle appropriée à toutes les maladies, ou mieux à toutes les manifestations de la maladie, d'après leur classement en trois séries.. 151

Loi curative révélée par l'établissement et la pratique du traitement naturel. 167

De la loi universelle de guérison et de son accomplissement par les deux principes fondamentaux de l'homœopathie et de l'allopathie . . . 171

Deuxième partie. — Pratique de la médecine naturelle 178

Du traitement naturel. 181

Parallèle du traitement naturel et du traitement correspondant dégénéré de la vieille Ecole. . 187

Marche, économie et durée approximative du traitement naturel. 191

Préceptes généraux raisonnés sur la pratique du traitement naturel 195
Instruction pratique pour suivre le traitement naturel. 219
Périodes dépuratives assimilatrices 221
Manière de prendre les sucs dépuratifs assimilateurs. 222
Durée des périodes dépuratives assimilatrices. . 222
Conseils sur le régime des périodes dépuratives assimilatrices 224
Périodes évacuatives éliminatrices 227
Quand faut-il arriver à la période évacuative?. . 231
Manière de prendre les préparations de séve éliminatrice. 233
La mixture laxative. 234
La poudre évacuative 234
L'élixir évacuatif 235
Les dragées évacuatives 236
Durée des périodes évacuatives éliminatrices . . 236
Régime des périodes évacuatives éliminatrices . 237
Des différentes manières de commencer le traitement : 1° Dans les maladies aiguës; 2° dans les maladies chroniques et dans le déclin des maladies aiguës avec encombrement des voies digestives. 238
Période évacuative préalable par les voies hautes ou par les voies basses 239
De l'opportunité de l'emploi du vomitif éliminateur 240

Des doses et de son mode d'administration. 241

Quand les périodes évacuatives doivent-elles être évitées par prudence? 242

Quand est-il possible, sans nuire à la guérison, de ne pas suivre les périodes évacuatives, mais avec la condition de remplacer ces dernières par le régime d'abstinence? 242

Des différentes manières de faire usage des sucs dépuratifs assimilateurs 244

Régime d'abstinence pouvant quelquefois remplacer les périodes évacuatives 245

Observations générales sur les cas particuliers qui peuvent se présenter dans le cours du traitement. 249

Des formules de nos préparations 257

Du traitement naturel complémentaire antidiathésique à doses pondérables atténuées 261

FIN.

PARIS. — IMPRIMERIE DE NAPOLÉON CHAIX ET Cie, RUE BERGÈRE, 20. — 8646.

OUVRAGES DU MÊME AUTEUR :

Thèse sur la Théorie atomique et les équivalents chimiques, brochure in-4°, 1843.

Émancipation et Régénération de la Pharmacie, brochure in-8°, 1853 .... 1 fr.

Traité sur l'Art de reconnaître les Altérations et les Falsifications des Substances médicamenteuses et alimentaires, et de vérifier la valeur réelle des matières industrielles (*Histoire des Falsifications*), un fort volume, in-8°, 1855 .... 7 fr.

Recueil de ses premiers Mémoires sur la Réforme pharmaceutique, un volume in-8°, 1854 .... 2 fr.

Mémento du Médecin Praticien, et Annuaire de la Pharmacie réformée, 1856 .... 1 fr.

La Médecine éliminative, ou l'Art de guérir avec certitude, enseignée par la nature, épuisé, 1859 .... 2 fr.

Le Manuel de la Médecine et de la Pharmacie réformées, un volume in 8°, 1860 .... 2 fr.

L'Art de se guérir et de prévenir les maladies, un volume grand in-8°, épuisé .... 3 fr. 50

IMPRIMERIE CENTRALE DE NAPOLÉON CHAIX ET Cie RUE BERGÈRE, 20. — 8648

www.ingramcontent.com/pod-product-compliance
Ingram Content Group UK Ltd.
Pitfield, Milton Keynes, MK11 3LW, UK
UKHW022051260726
13993UKWH00001B/42

9 782019 943752